横とじで大きい!

どんどん目が良くなるマジカル・アイ

〈監修〉元 長崎綜合療術院院長 徳永貴久

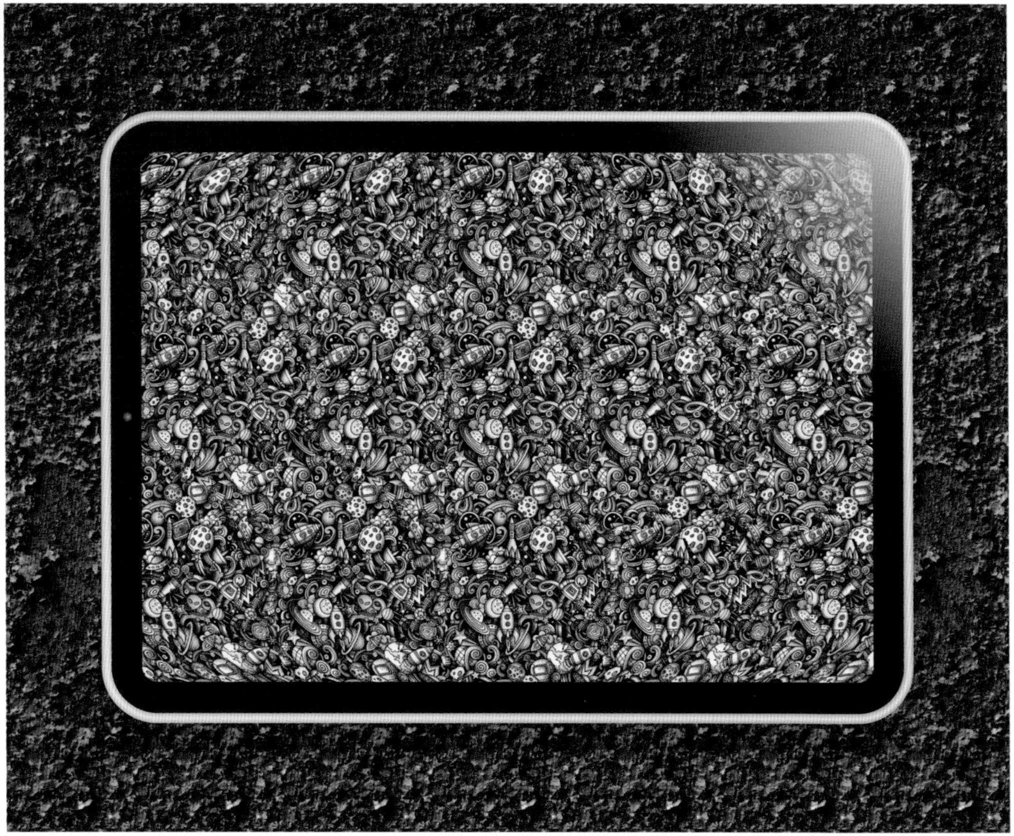

宝島社

01 「マジカル・アイ」を楽しみながら視力アップを

〈監修〉元 長崎綜合療術院院長　徳永貴久

マジカル・アイが視力回復に役立つ理由

以前は「一度、視力が落ちてしまったら、二度と元には戻らない」といわれていましたが、今ではそうではないことがわかってきており、視力回復のためのさまざまな方法が開発されています。その中でも「マジカル・アイ」は、スポーツ選手のトレーニングとしても使用されている代表的な視力回復の方法であり、一般にも人気の高い方法です。

この「マジカル・アイ」とは、立体視の仕組みを加えた絵をじっと見ていると、絵の中からそれまでまったく見えていなかった別の絵が浮かんできたり、絵そのものが立体的になって見えてくるというものです。

では「マジカル・アイ」がなぜ視力回復に効果的なのか、その理由を説明しましょう。

人間の目は見るものの距離に応じて、毛様体筋という目のピント調節を行う筋肉を緊張したり弛緩したりして、ピントの合った映像を網膜上に映すことで、ものをハッキリ見せるようになっています。近視や乱視、老眼といった目の異常（視力の低下）は簡単にいうと、毛様体筋が柔軟性を失って凝り固まった状態になり、うまくピントを調節できずに起こるケースが多いです。「マジカル・アイ」が視力回復に役立つのは、この凝ってしまった目の筋肉をほぐし、目本来の機能を取り戻す働きがあるからなのです。

「マジカル・アイ（＝立体視の効果）」に早くから注目していたアメリカでは、“早い人なら1日3分、2週間続けていると効果が現れてくる”とされ、多くの人が実践しています。そして、日本でも多くの話題を集め、実践者が増えています。

「マジカル・アイ」を楽しむのに、特別な才能や訓練は必要ありません。ほとんどの人が10〜20分という、ごく短い時間のうちに見えるようになるはずです。

もちろん、誰もが最初からうまくできる、というわけではありません。しかし何度かチャレンジしているうちに、「マジカル・アイ」を楽しめるようになりますので、途中であきらめないでください。本書では次ページから、“うまく見えるためのコツ”を詳しく解説しています。独自の「補助点を使った方法」を採用し、より簡単に楽しんでいただけるようになっています。以前できなかったという方も、ぜひ試してみてください。一度、コツを覚えてしまえば、誰もが「マジカル・アイ」の不思議な世界に魅せられてしまうはずです。

本書では、ジーン・レビーン氏、ゲイリー・プリースター氏というアメリカを代表する2人のトップ3Dアーティストのオリジナル作品の中から、視力回復に効果的かつ美しい作品を掲載しています。

今回はB5サイズの「横とじ」として3Dイラストを大きく見られるようにした、新たなシリーズです。

これまでの名作イラストに加えて、新たな作品を収録しました。大きく印刷された3Dイラストで、より迫力のある「マジカル・アイ」の世界を楽しみつつ、目のトレーニングを行なうことができます。

本書によって「マジカル・アイ」のおもしろさ、奥深さを体験し、楽しみながら視力回復に役立てていただければ幸いです。

2023年9月

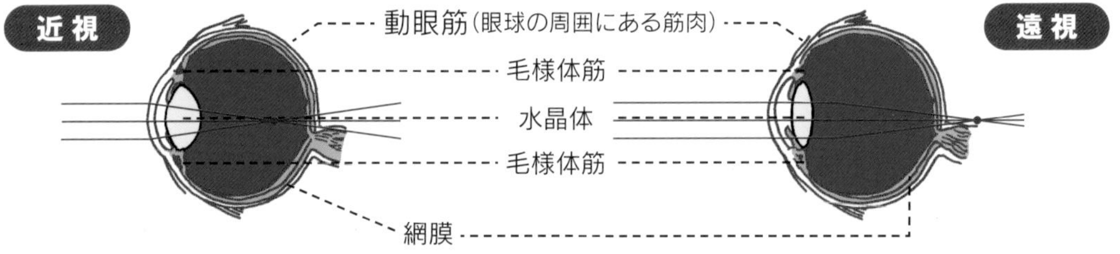

もともと近くにピントが合っているため、遠くを見るときに本来薄くなるべき水晶体が充分に薄くならず、瞳孔からの光が網膜の手前で像を結んでしまい、遠くがぼやけてしまう。

遠くにピントが合っているため、近くを見るときに本来厚くなるはずの水晶体が充分に厚くならず、瞳孔からの光が網膜の後ろで像を結んでしまい、近くがはっきり見えない。目も疲れやすくなる。

02 「マジカル・アイ」2つの楽しみ方

平行法

「マジカル・アイ」には「平行法」「交差法」という２つの見方があります。どちらも視力回復の効果はありますが、近視には平行法が効果的だということと、初心者向きであるため、本書の作品は、平行法で見るように作成されています。

平行法は「イラスト」より、遠いところに視線を向けたまま、“ぼんやり見る感じ”で「イラスト」を見る方法です。上手に見るための最大のコツは、目の力が抜けたリラックスした状態にすること。身体全体の「力み」も抜いてから、トライしてください。

見方のコツ

平行法は、リラックスして「ぼんやり見る感じ」が大切

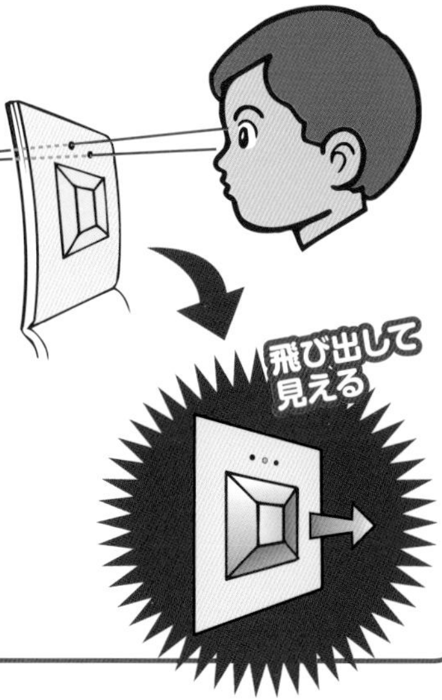

普段と同じ状態で「イラスト」を見ると、目の焦点は「イラスト」の中央部に合っていきます。「平行法」で見るときは、視線が「イラスト」より、もっと先に向くように、遠くを眺めるように見てください。成功すると図のように、図形やイメージが画面の手前に浮き上がって見えます。

交差法

「交差法」は、「平行法」とは逆に、「イラスト」の手前で目の焦点を合わせ、“寄り目で見る”方法です。老眼には交差法が効果的です。寄り目が得意でない方は、右目で画面左を、左目で画面右を見るような感じを試してみてください。また、片目ずつウィンクしてみて、キチンと見えているか確認しながら行うと、よりわかりやすくなります。「マジカル・アイ」は基本的に「平行法」向きに作られており、「交差法」では多少見にくい作品もあるかと思います。見え方のちがいは下図および7ページをお読みください。

見方のコツ

交差法は、ウィンクしながら「寄り目ぎみ」で見てみよう

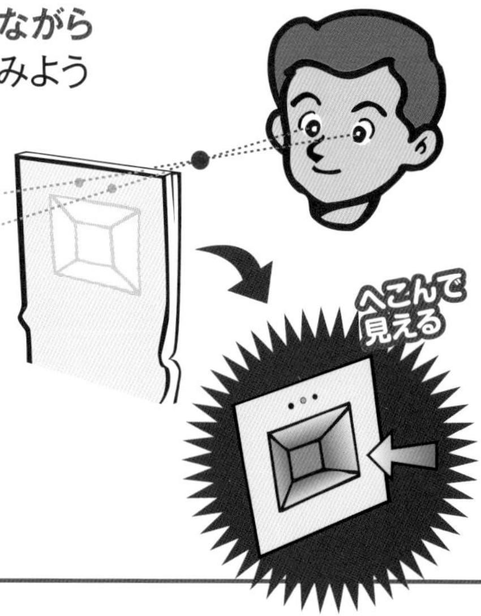

「交差法」は、「イラスト」の手前で視線が交差するように、寄り目にして見てください。寄り目が得意でない方は、自分の鼻先を見つめながら行うのも良いでしょう。うまく見られると、図のように、図形やイメージが画面の奥に沈んで見えます。

03 補助点を使ってもっと簡単に

「見方のコツが、なかなかつかめない」という方でも、簡単に楽しめるよう、個々のイラストに合わせた、特製の“補助点”を使用する「マジカル・アイ」独自の見方を考案しました。補助点を使って見方をマスターし、どんどん楽しんでください！

平行法

1 時計など自分から約1.5メートル先にあるものを、目標として1つ決めます。腕をまっすぐにした状態で、両手で本書を持ち、ページ上部にある補助点を見ます。

肘を伸ばして、なるべく腕をまっすぐになるようにしてください。また目標（あまり大きくなければ、なんでも良い）との距離は個人差があるので、自分に合った距離を試してください。

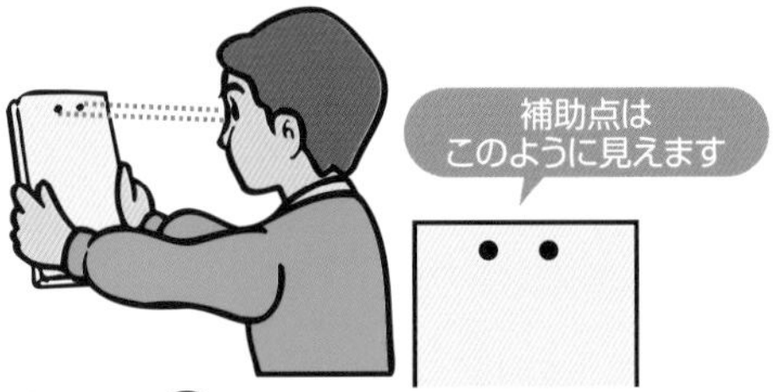

2 1の状態のまま、目標が2つの補助点の中心の延長線上にくるように本書を持ち、目標を見ます。

目標が、本の端から見えるようにしてください。2つの補助点と目標とで、小さな三角形を作る感じです。このとき補助点は、3〜4つに見えるはずです。

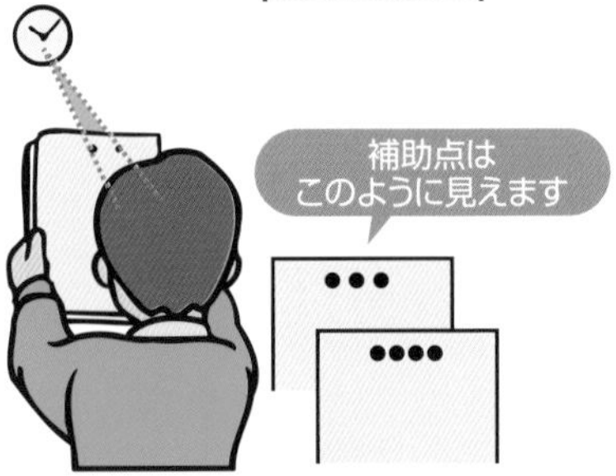

3 2の状態で、補助点が3つに見えれば“平行法”で正しく見えている証拠です。

補助点が2つに見える場合は、目標がぼやけて見えるはずです。もっと意識して目標を見るようにしてください。4つに見える場合は、目標との距離を変えて、補助点が3つに見える距離を探し、再度1から試してください。

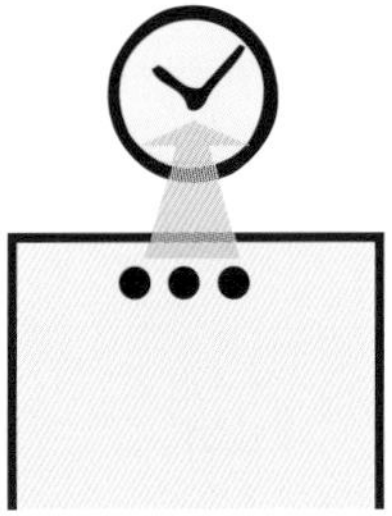

交差法

1 腕をなるべく伸ばした状態で片手で本書を持ち、ページの上部にある2つの補助点の間に、鉛筆など先の細いものをあてます。

補助点と自分の目が正対するようにセットしてください。見えやすくするコツは、鉛筆の先を2つの補助点の間のやや下側もしくは「イラスト」の中心にあてることです。このとき補助点は、印刷されたままの2つに見えています。

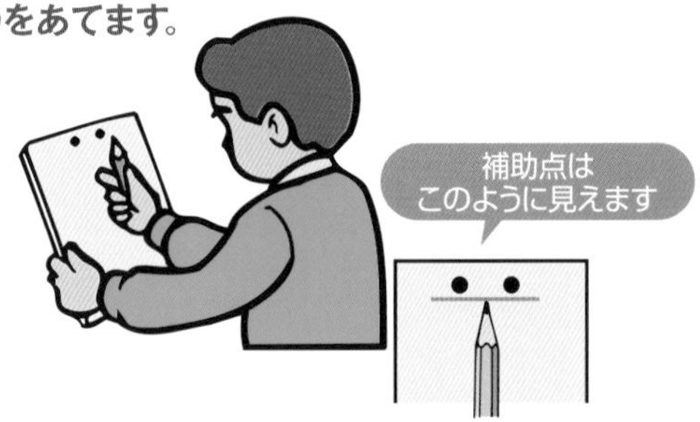

2 1の状態のまま、鉛筆の先を見つめてください。そのまま鉛筆を自分の方へゆっくり近づけます。

鉛筆が目と目の間にくるように、ゆっくり近づけてください。このとき補助点は、4つに見えてきます。

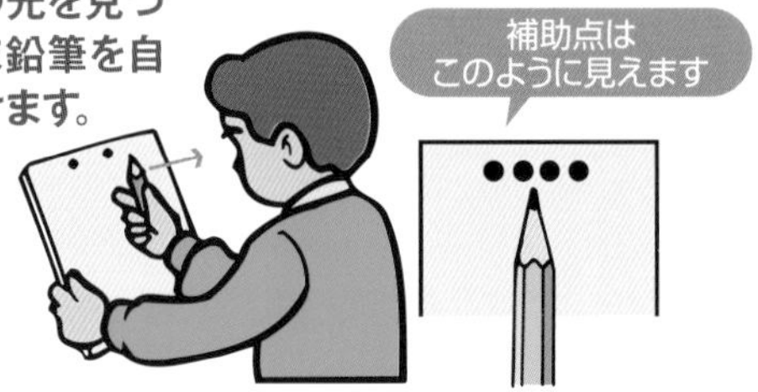

3 2の状態からさらに鉛筆を近づけていき、補助点が3つに見えれば“交差法”で正しく見えている状態です。

補助点が4つのままの場合は、鉛筆をもっと近づけてください。また2つから変わらない場合は、視線が鉛筆の先ではなく、補助点を見てしまっています。もう一度2から試してください。

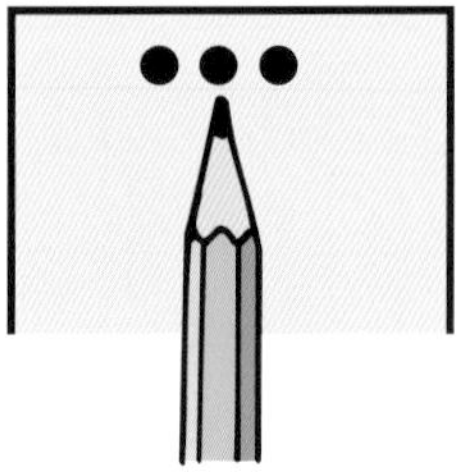

04 指を使った「マジカル・アイ」の見方にトライ!

「マジカル・アイ」を見るコツは、視点の切り替えをスムーズに行うことです。この“視点の切り替えのコツ”をつかむために、このページで紹介している「指を使った視点の切り替え」や「鏡を使った練習法」を試してみましょう。

[平行法の練習]

1

両手の人差し指を顔から約30cm離し、5~6cmの間隔をあけて、顔の正面に立てます。

ここで挙げている顔と指の距離、指と指の距離は、標準体型の大人の場合の目安です。小さなお子さんでしたら短めに、身体の大きな人であれば長めに、と体格に合わせて調整してください。

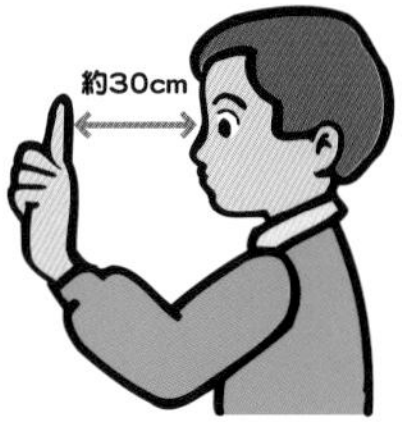

人によって適正な距離は異なりますので、自分に合う距離を探してください

2

2本の指に意識を集中したままにして、2本の指よりも数m先の遠くを見るようにします。

平行法の場合は、リラックスした状態でボーッと見ているほうがうまくいくようです。

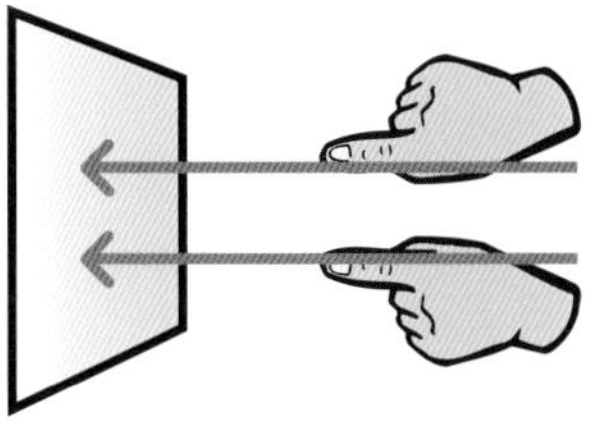

人によって適正な距離は異なりますので、自分に合う距離を探してください

3

数10秒の間、目を2の状態のままで保ち、2本の指が4本に見えるまで待ちます。

「マジカル・アイ」が見えにくいという方のほとんどが、この“2本の指が4本に見える”という状態ができないようです。絶対に見てやる!! と一生懸命になりすぎるとかえってうまくできない場合もあるので、あくまでも遊び感覚で気楽に楽しんでください。

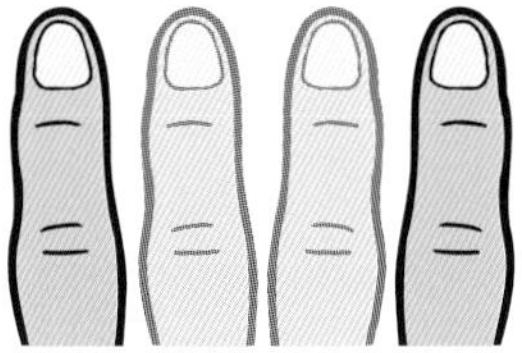

指がぼやけて右指が2本、左指が2本の計4本に見えてきます

4

4本に見えたら、同じく数10秒の間、今度は4本の指が3本になるまで見続けます。

「マジカル・アイ」の見え方には個人差があります。指が4本に見えている状態から、すぐに3本に見える人もいれば、しばらく時間がかかる人もいます。あせらず見続けてください。

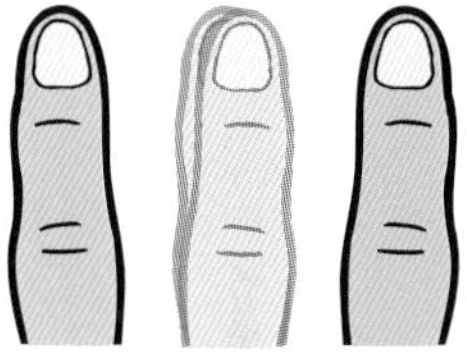

外側の右指と左指は1本ずつ、内側の右指と左指が重なり、計3本に見えます

5

4の状態(指が3本に見える状態)で「マジカル・アイ」を見ると、立体視が完成します。

注意! 数10秒という時間は個人差がありますので、人によってはそれより早かったり、時間がかかるなど、必ずしもこのようにならない場合もあります。

立体視をするためのコツをつかもう!

視点の切り替えができないという人は、指でソーセージを作ってみよう

まず自分の視線がどうなっているかを自覚するためのテストをしてみましょう。右図のように指先を合わせ、指先に視線を集中させると、指と指の間に「指のソーセージ」が現れるはずです。これが一番簡単な「マジカル・アイ」の感覚を捉える方法です。「指のソーセージ」が見えたら「平行法の練習」「交差法の練習」へ進みましょう。

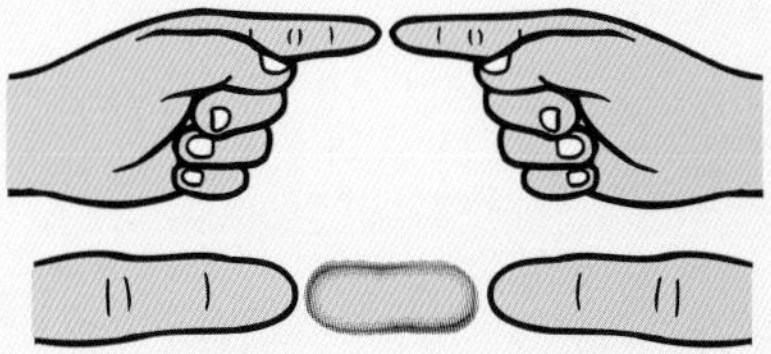

❶左右の人差し指をこのように合わせ、合わさった指の先をじっと見つめてください
❷次に指先より遠くを見ると、指先にこのような「指のソーセージ」が見えてきます!

04 指を使った「マジカル・アイ」の見方にトライ！

［ 交差法の練習 ］

1

片手の人差し指を顔から約30cm離し、顔の正面に立てます。

ここで挙げている顔と指の距離は、標準体型の大人の場合の目安です。小さなお子さんでしたら短めに、身体の大きな人であれば長めに、と体型に合わせて調節してください。

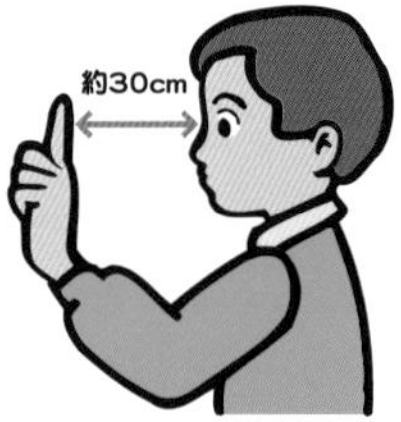

人により適切な距離は異なりますので、自分に合う距離を探してください

2

数m先に目標物を1つ決め、指と顔と目標物が同一ライン上になるようにします。

目標物は時計ほどの大きさのものがお薦めです。顔と指の距離は1の状態をキープしてください。

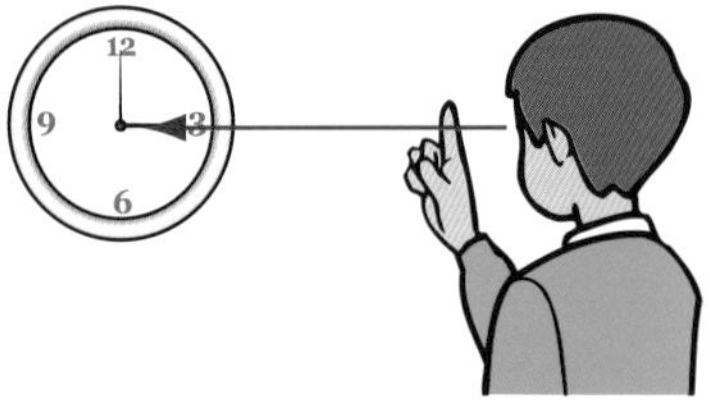

目標物のまわりは、余分なものを置かずなるべくシンプルな状態にしてください

3

数10秒の間、目を2の状態のままで保ち、2本の指が4本に見えるまで待ちます。

「マジカル・アイ」が見えにくいという方のほとんどが、この“2本の指が4本に見える”という状態ができないようです。絶対に見てやる!! と一生懸命になりすぎるとかえってうまくできない場合もあるので、あくまでも遊び感覚で気楽に楽しんでください。

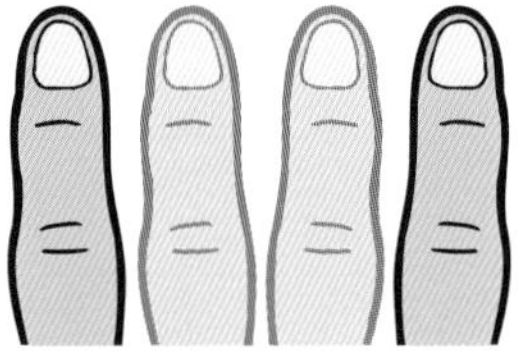

指がぼやけて右指が2本、左指が2本の計4本に見えてきます

4

3の状態（目標物が2つに見える状態）で「マジカル・アイ」を見ると交差法が完成します。

注意！ 数10秒という時間は個人差がありますので、人によってはそれより早かったり、時間がかかるなど、必ずしもこのようにならない場合もあります。

指を使った練習が苦手な方に！

「指を使った視点の切り替え」が苦手な方は、ここで紹介する「鏡を使った練習法」を試してみてください。方法は簡単です。鏡の前に立ち、右のイラストのように印をつけて、見つめるだけです。平行法の練習をする場合は、右目で右側に映った目を、左目で左側に映った目をじっと見つめてください。きちんと見えていれば、印が2つに見えてくるはずです。交差法の場合は、鏡に貼った印をじっと見つめてください。印に視線が集中していれば、鏡に映った自分の目が3つに見えてきます。

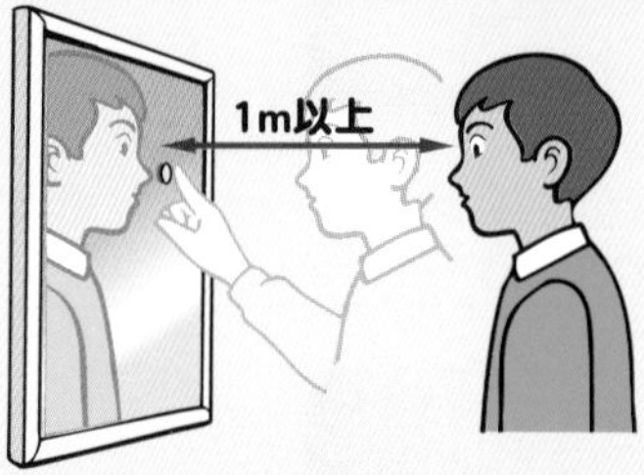

1メートル以上、鏡から離れて立ち、鏡に映った自分の顔の“鼻”の位置に、目標になる印（シールやハミガキ粉など）をつけ、印と鏡に映った自分の目を交互に見つめる。

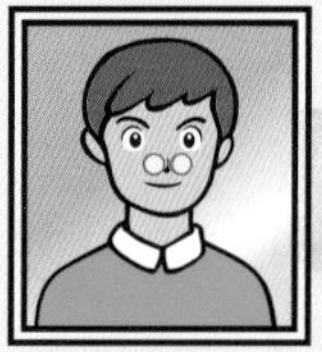

目を見つめると、印は2つに見える（平行法の完成）

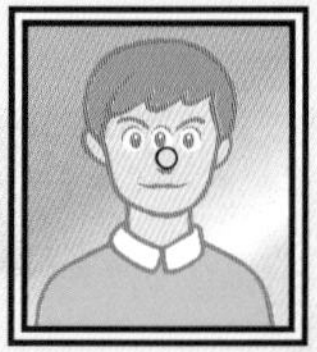

印を見つめると、目は3つに見える（交差法の完成）

練習問題

この補助点で練習してみよう!

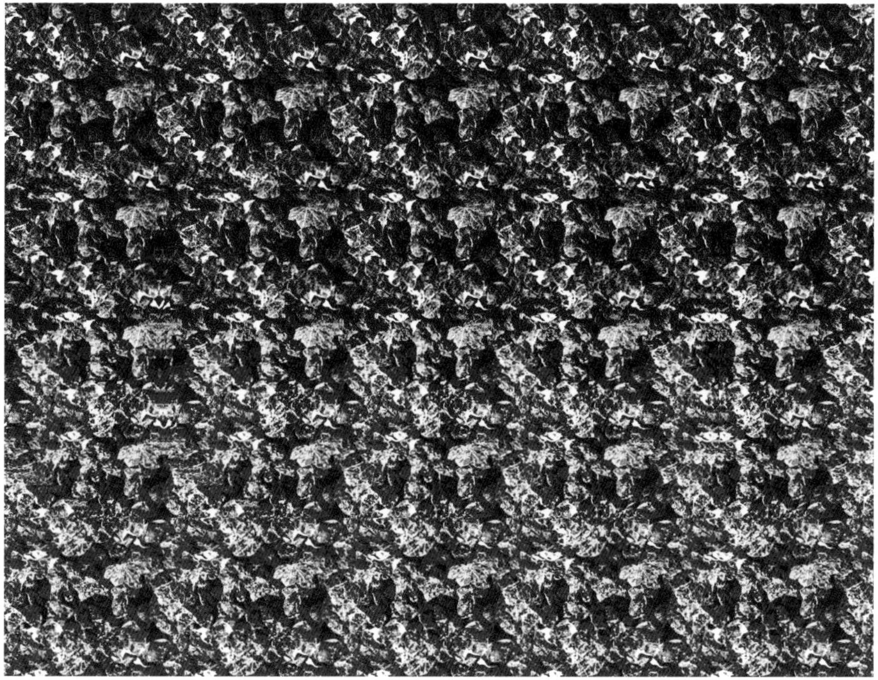

©Gary Priester

補助点を使って、「マジカル・アイ」を試してみよう!

1 3~6ページの手順で、上部の補助点が3つになるように、平行法なら遠くを、交差法なら鉛筆の先を見る。

2 補助点が3つに見えると、目の端で「マジカル・アイ」が飛び出しているのがわかるはずです。

3 2の状態のまま、視線だけをゆっくり「マジカル・アイ」に移します。

※元の状態に戻ってしまったら、1からやり直してください。
建造物、空など一部が3Dにならないイラストもあります。

このように見えます

平行法で見ると

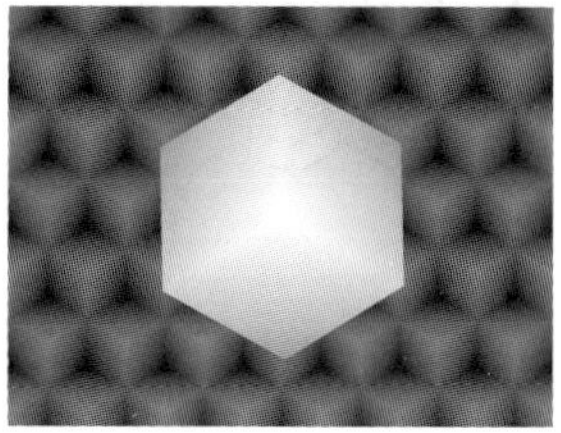

平行法で見た場合、このように隠された絵全体が手前に浮き上がって見えます。解答をわかりやすくイラスト化（右図）すると、手前に出っぱった立方体になります。絵がそのまま立体的に見える作品では、全体が立体的になるうえに、描かれているものの数が1つ多く見えます。

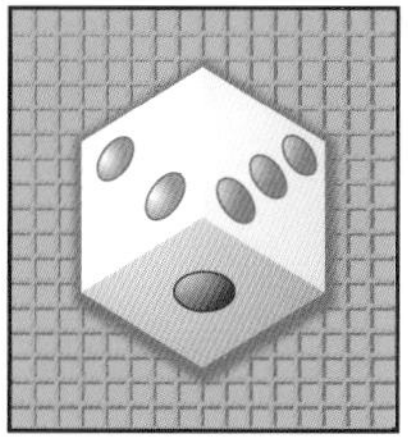

交差法で見ると

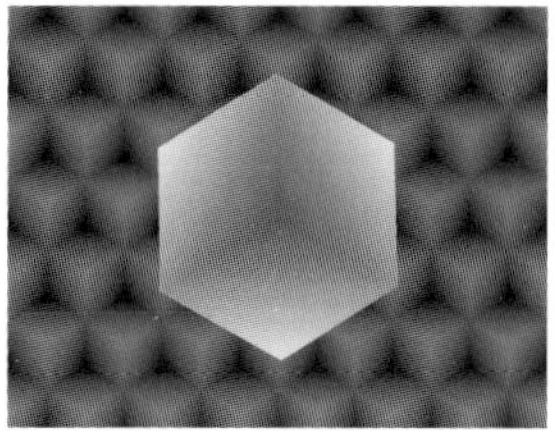

交差法で見た場合、隠された絵全体が画面奥に沈んで見えます。また見えてくる絵は、右図のように平行法と凹凸が逆になり、内側に向かって凹んだ立方体になります。絵がそのまま立体的に見える作品では、平行法と同じ見え方になります。

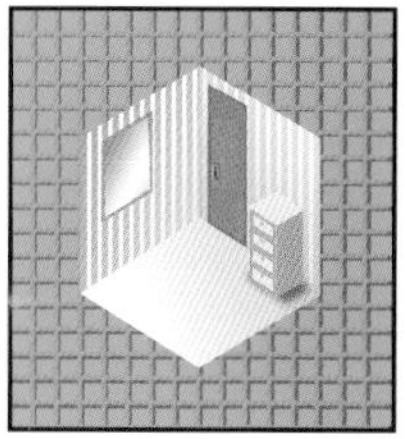

※解答図は凹凸がわかりやすいように、白黒で表現していますが、実際はカラーで見えます。

読者が「マジカル・アイ」を試してみた、感動の声！

単に交差法を習得したかっただけなのに、その効果か、早い段階で近くのものがよく見える気がした（例えば、皮膚の状態がよく見えるようになった気がした）。自分は老眼乱視だったということか？微妙な気分でもあるが、やってよかった。

こん／読書メーターより

目のケアに寄り目をしていますが、本誌は色も綺麗で楽しく寄り目ができます。病院の待合室で見てからやみつきになり、そこへ行くのが楽しみになってきました。

75歳・女性／読者ハガキより

平行法はコツが要りますが、浮かんで見えたときの感動がすごいです。視力回復のためにはじめました。継続して活用していきたいと思います。

DRAW／読書メーターより

今までいろいろと視力回復法をやってきましたが、今回この本で試してきたのが良かったので視力が明らかに回復してきたように思います。これからもこのトレーニングを続けていくつもりです。

51歳・男性／読者ハガキより

平行法で見ると絵が飛び出す部分とへこむ部分とが織りなすいろんな模様が楽しくて良かったです。目が良くなったかどうかはまだわかりませんが…。

瑪瑙（サードニックス）／読書メーターより

すごく立体の絵が浮き出てきて面白い。目が良くなると書いてあったので買いました。最後に答え合わせができて楽しい。いろいろ種類があってすごい。いつまでも飽きない。

12歳・男性／読者ハガキより

ようこそ！　マジカル・アイの世界へ

Welcome to Magical Eye World

問題

Questions

不思議な立体視ができる
マジカル・アイのイラストを楽しみましょう!

Book Shelves 〈本棚に並ぶ無数の本。これだけの本があればやることは……？〉

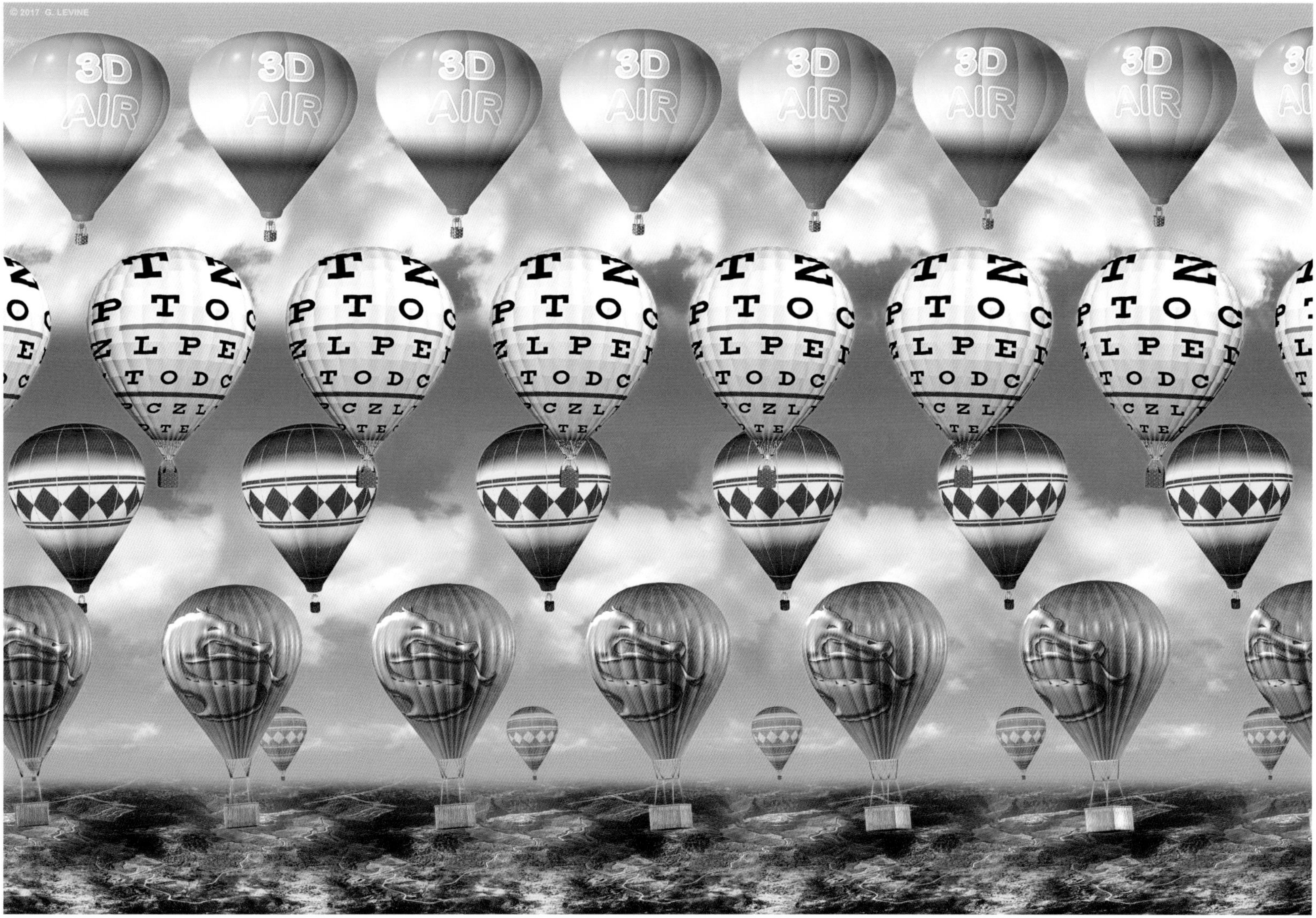

3D vs Dragon 〈どの気球が一番手前に見えますか？〉

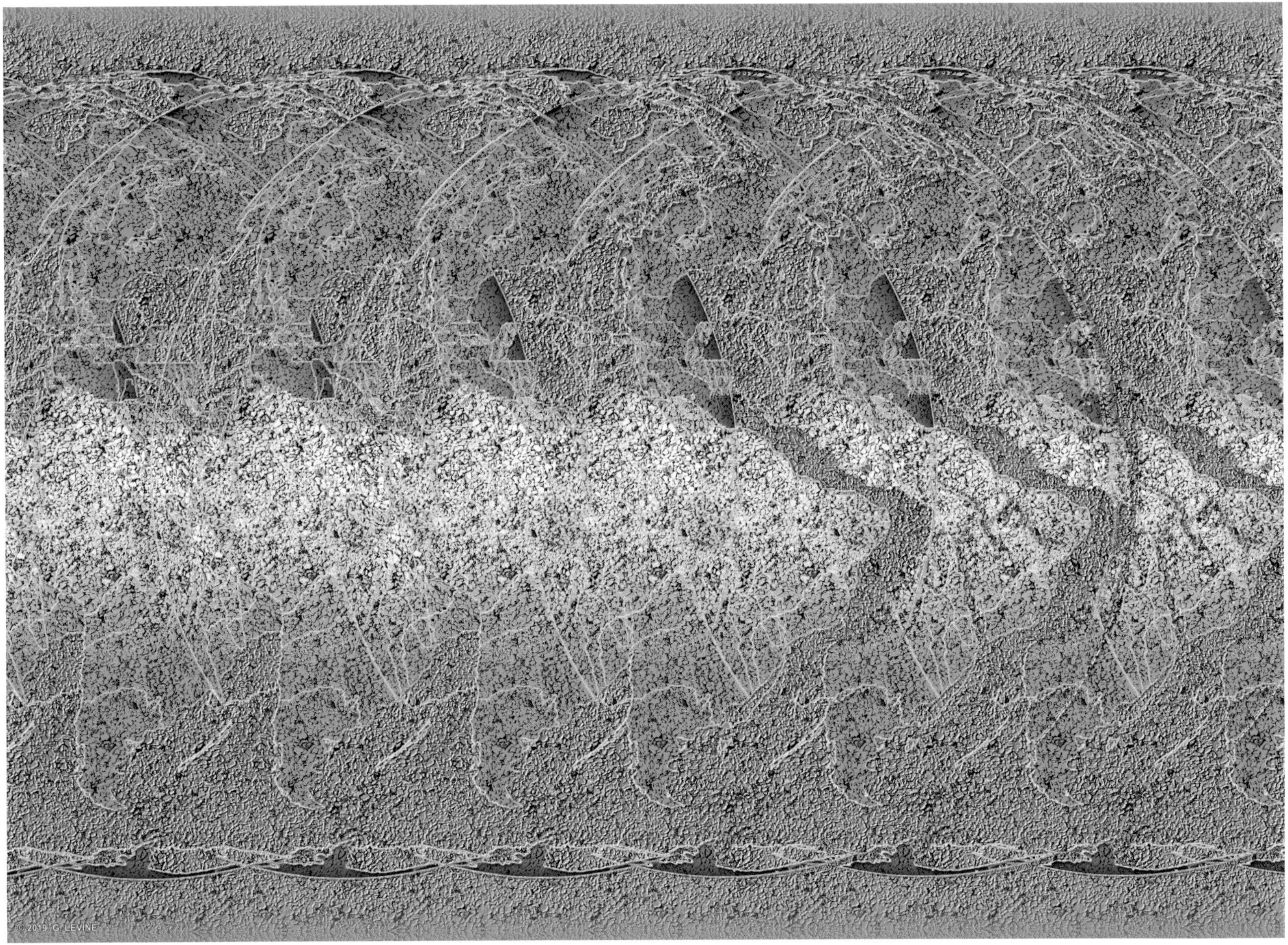

Trans World 3D 〈よく知られた球体が浮かび上がります〉

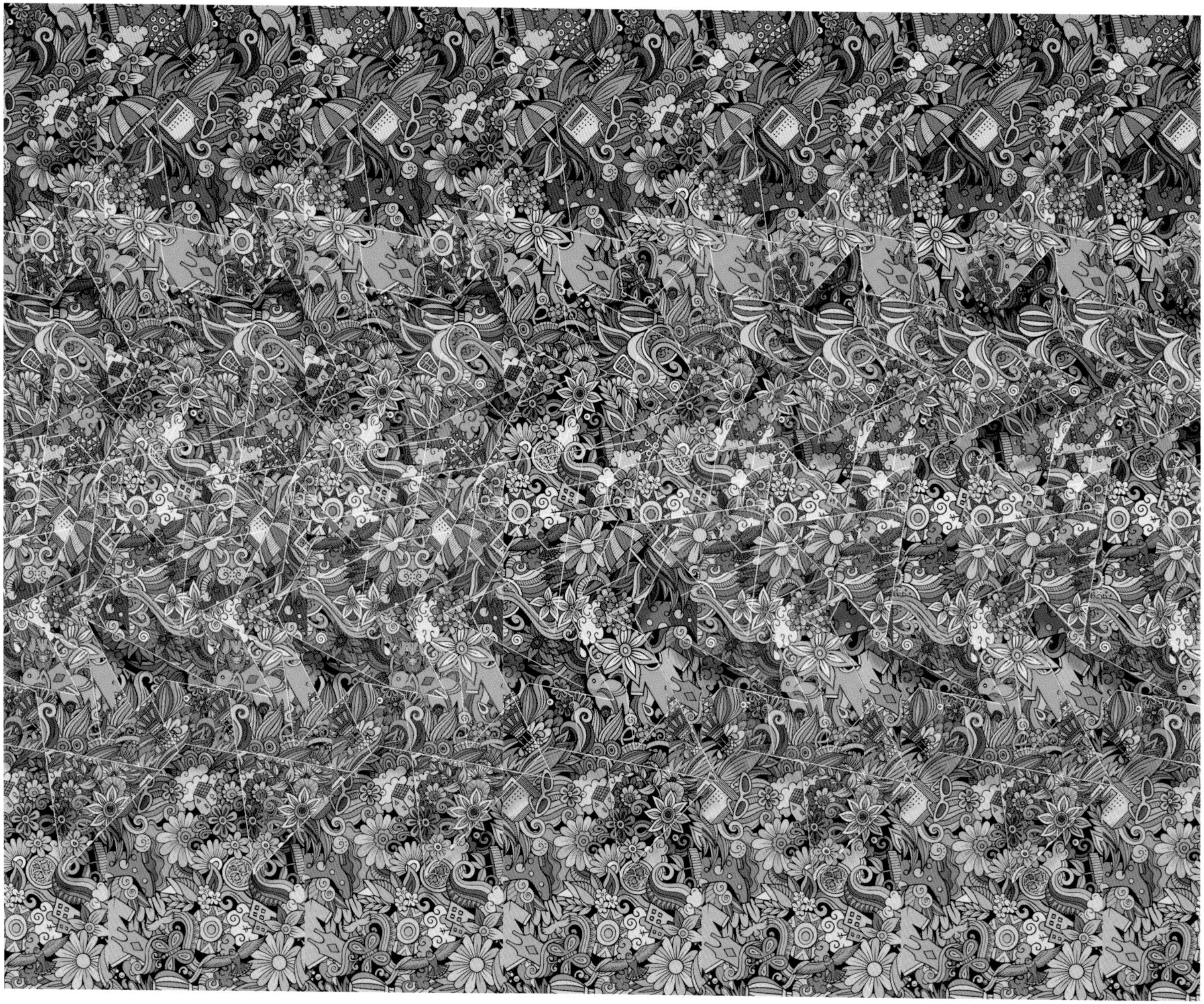

Star Crossed 〈サイケデリックな色彩に隠されているのは……？〉

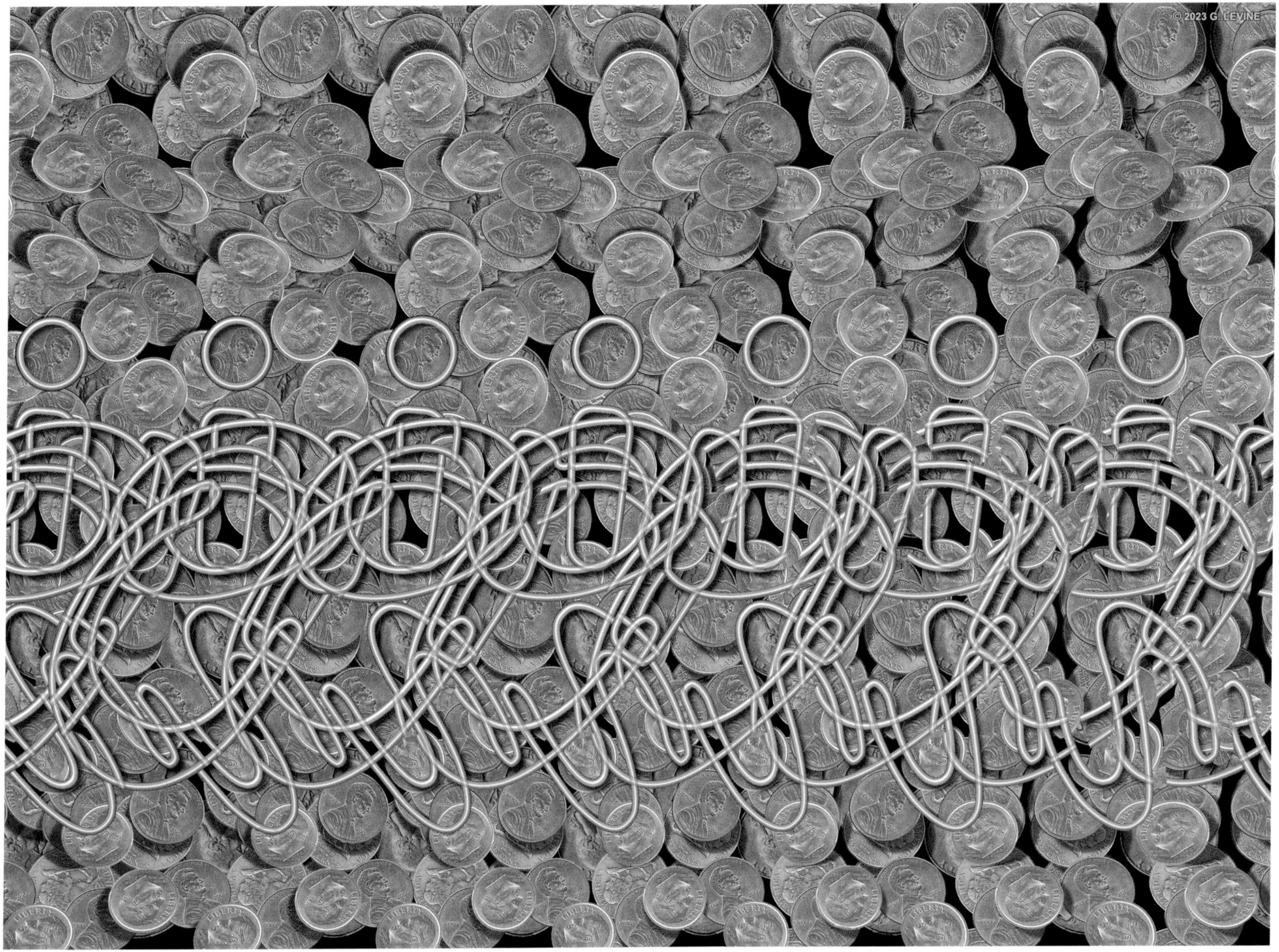

Change 〈コインの中には文字の一部になっている物も〉

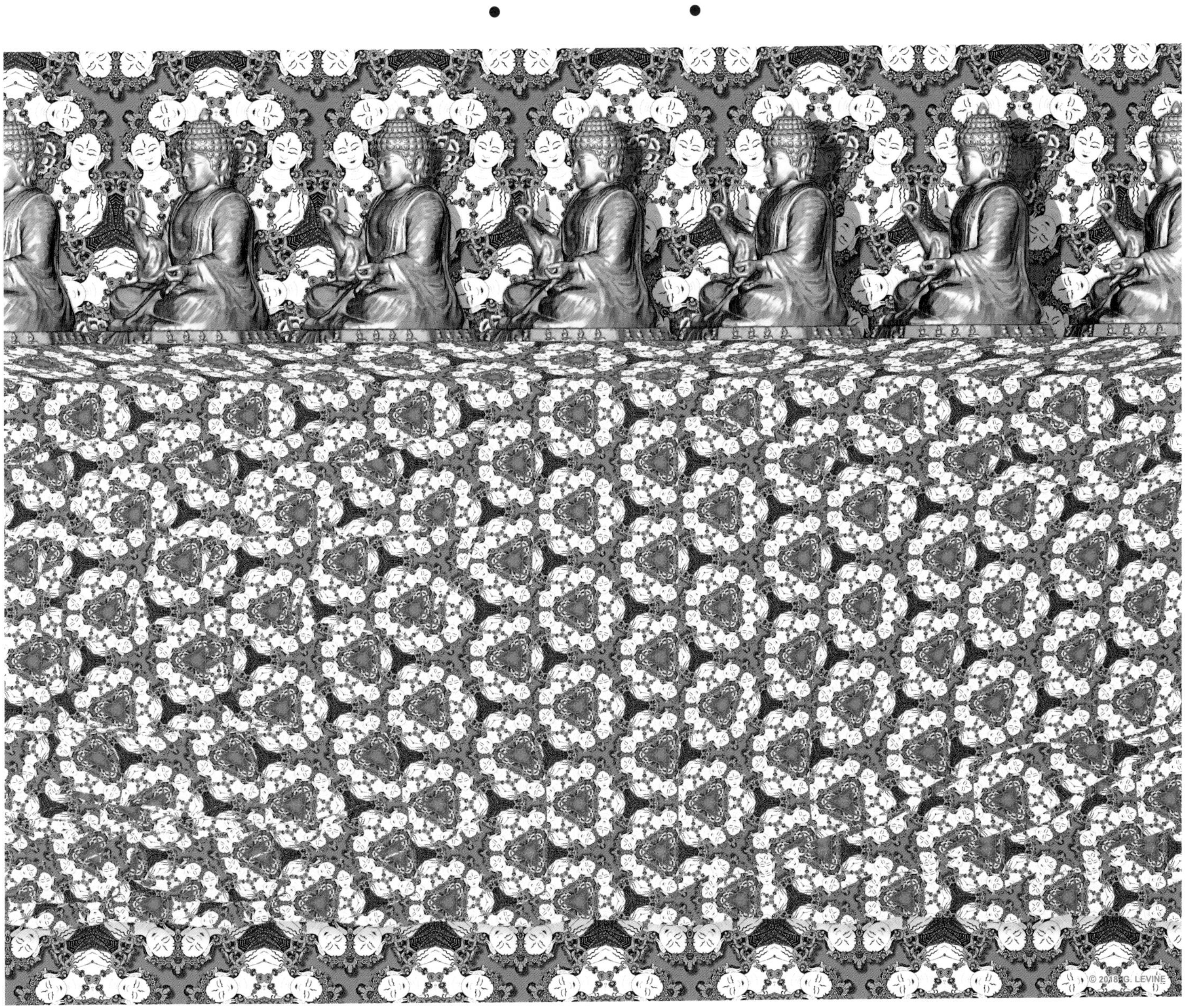

Meditate 〈仏像の手の形に注目を！〉

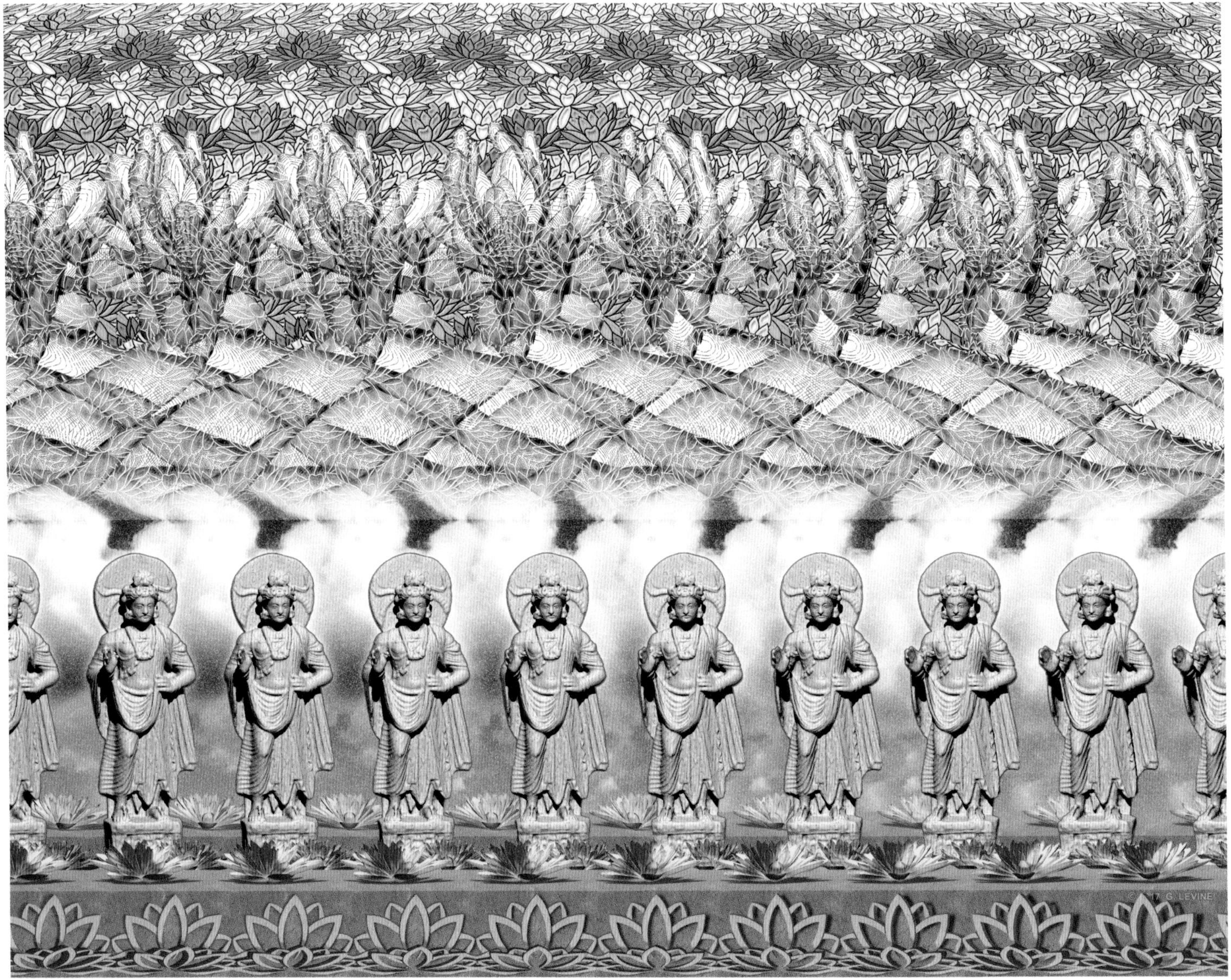

The Lotus 〈仏教では蓮の花は極楽でも咲くと言われています〉

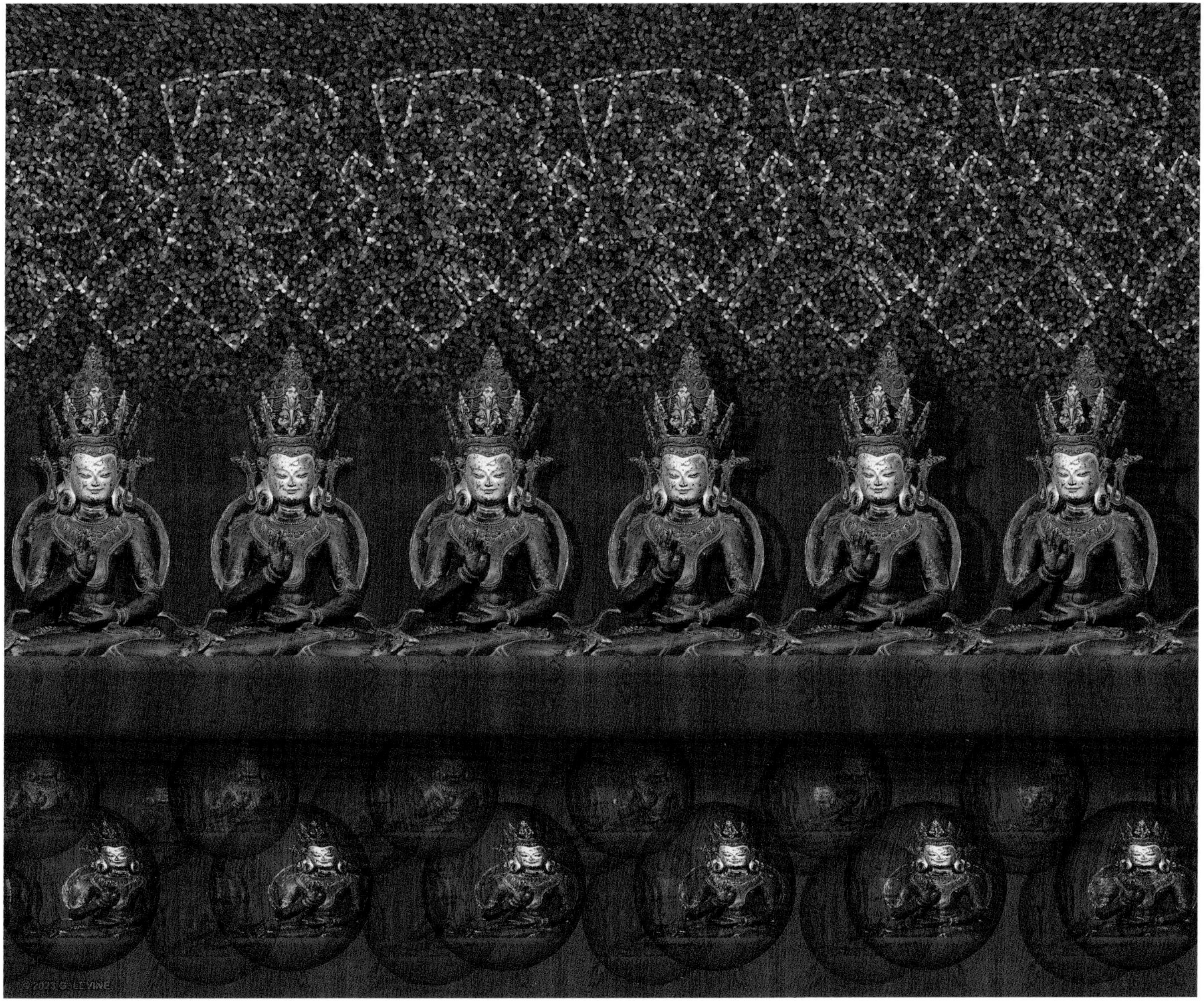

Amoghasiddhi Buddha 〈仏教国として有名な国の名前が浮かんできます〉

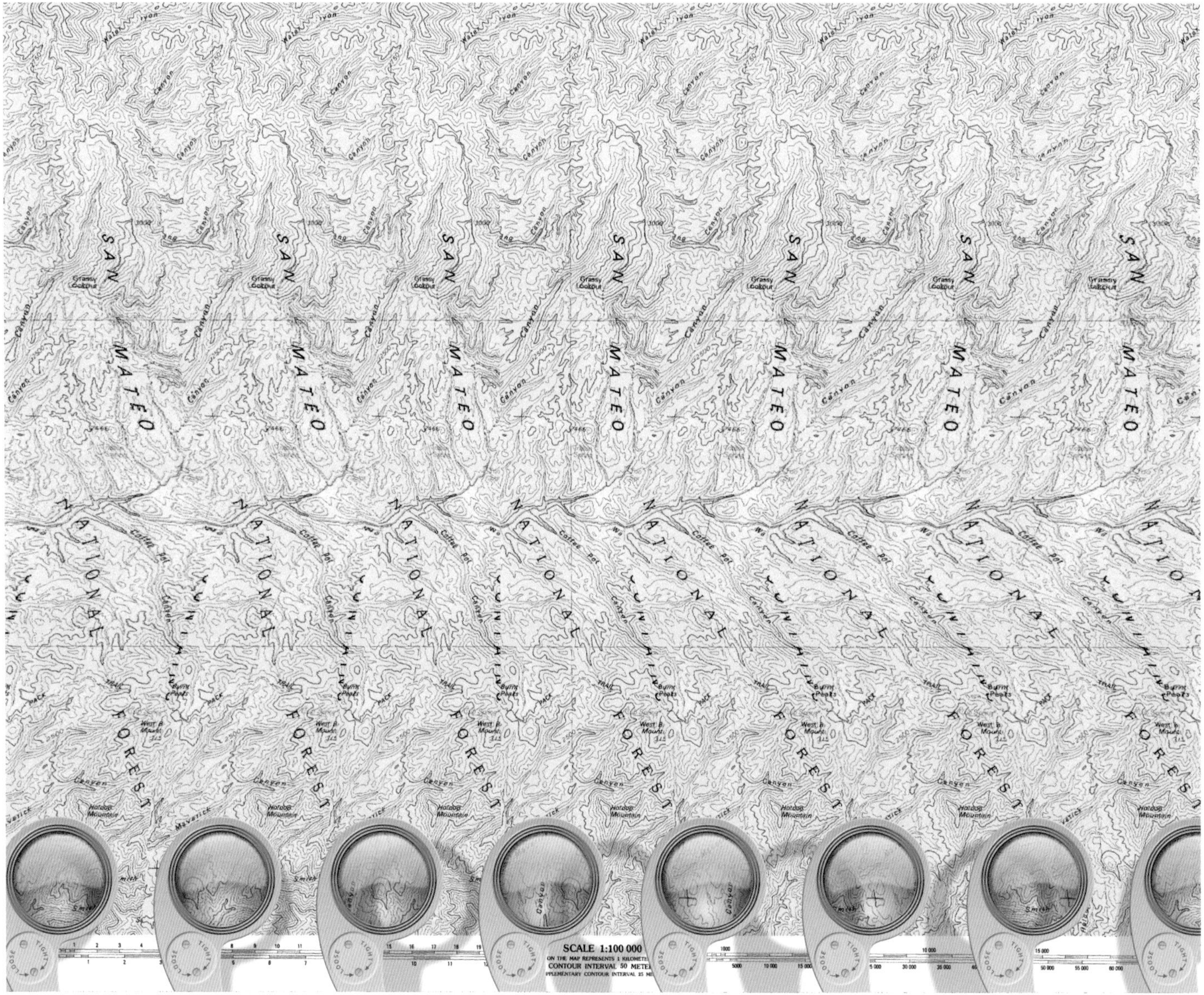

Topography 〈普通の地図ではわかりづらい立体感がはっきりと伝わってきます〉

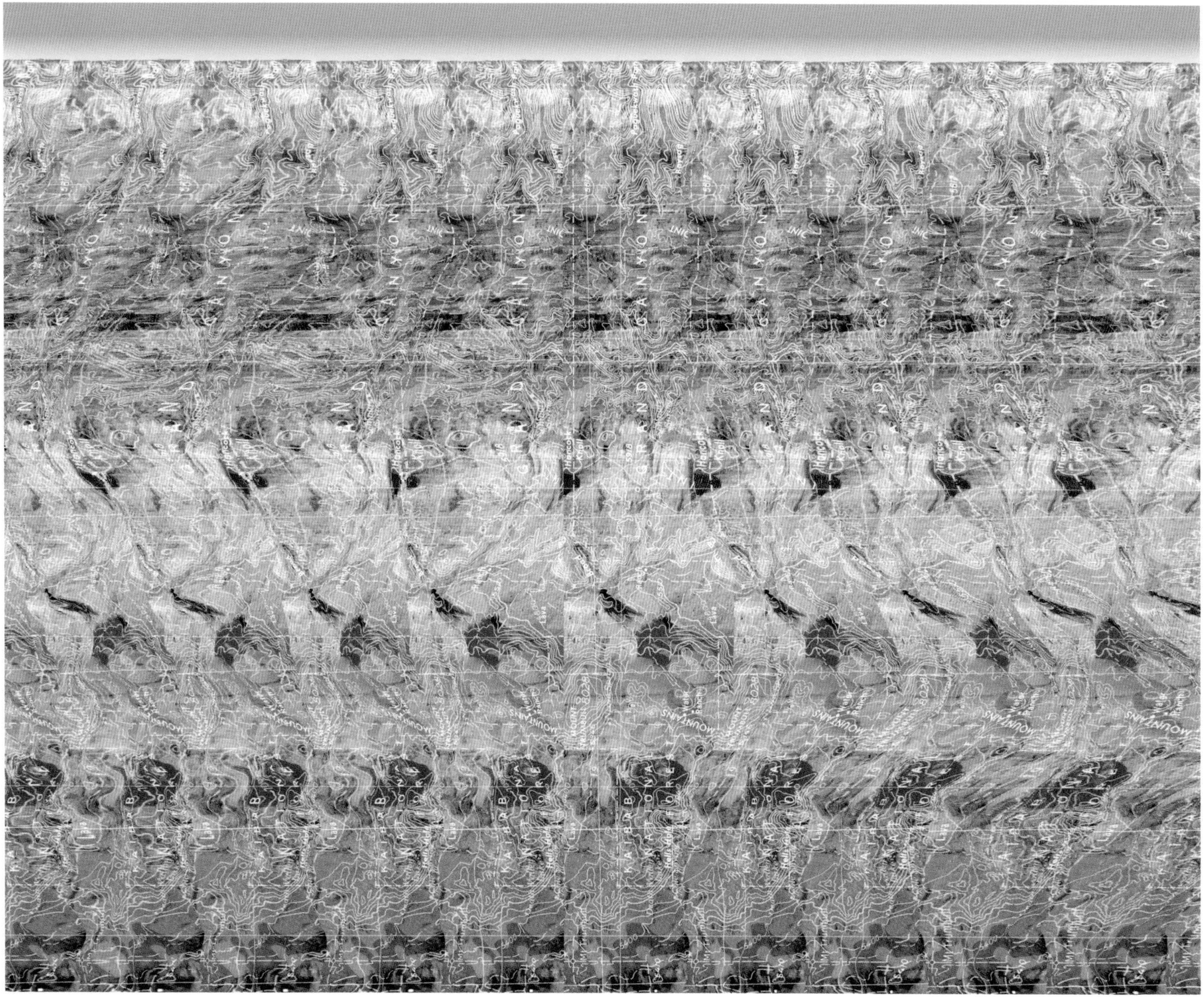

Grand Canyon 〈奥行きを感じさせる険しい谷！〉

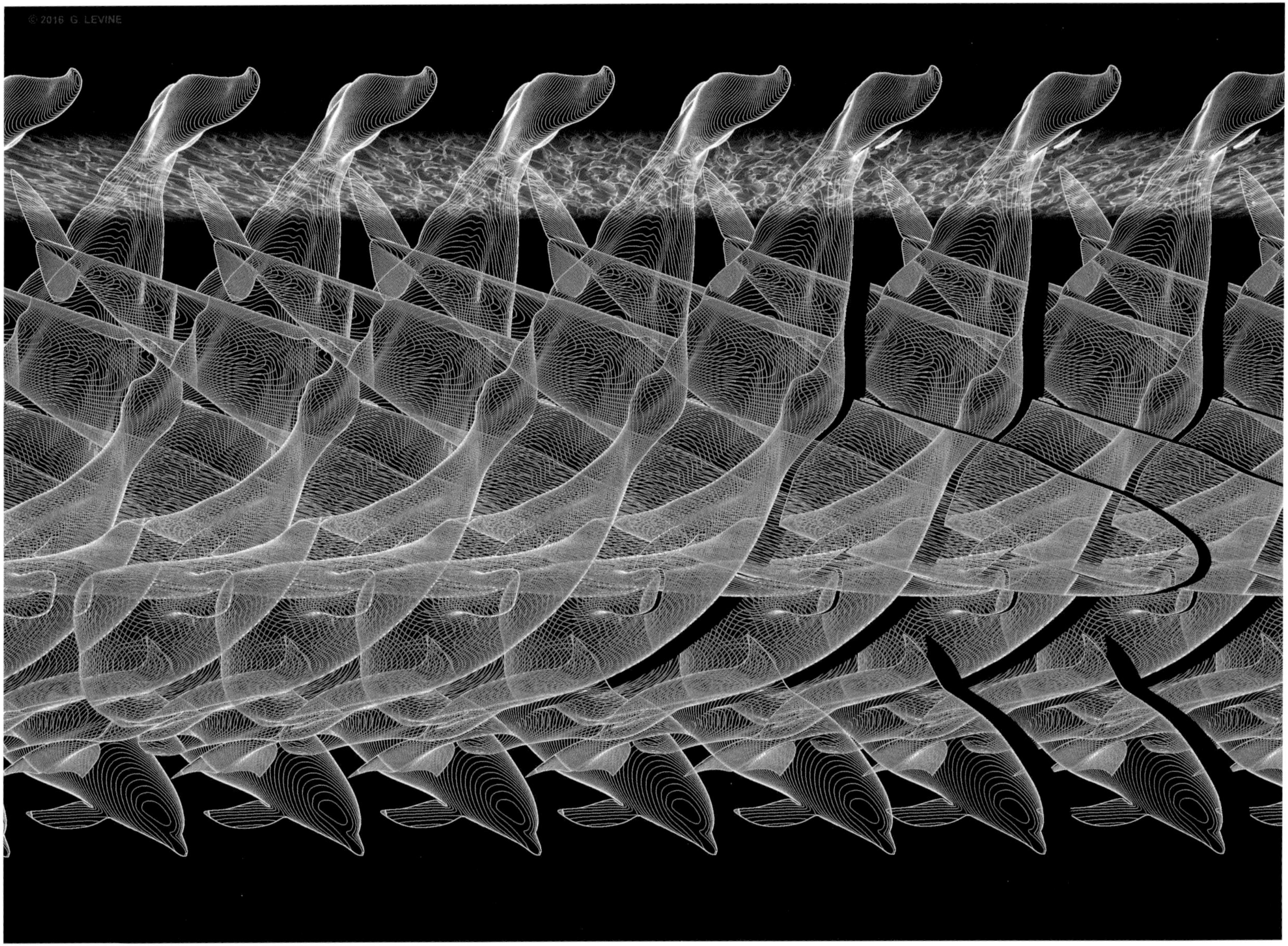

Ligurian Sea Cetacean Sanctuary 〈海を泳ぐ雄大な生き物たち〉

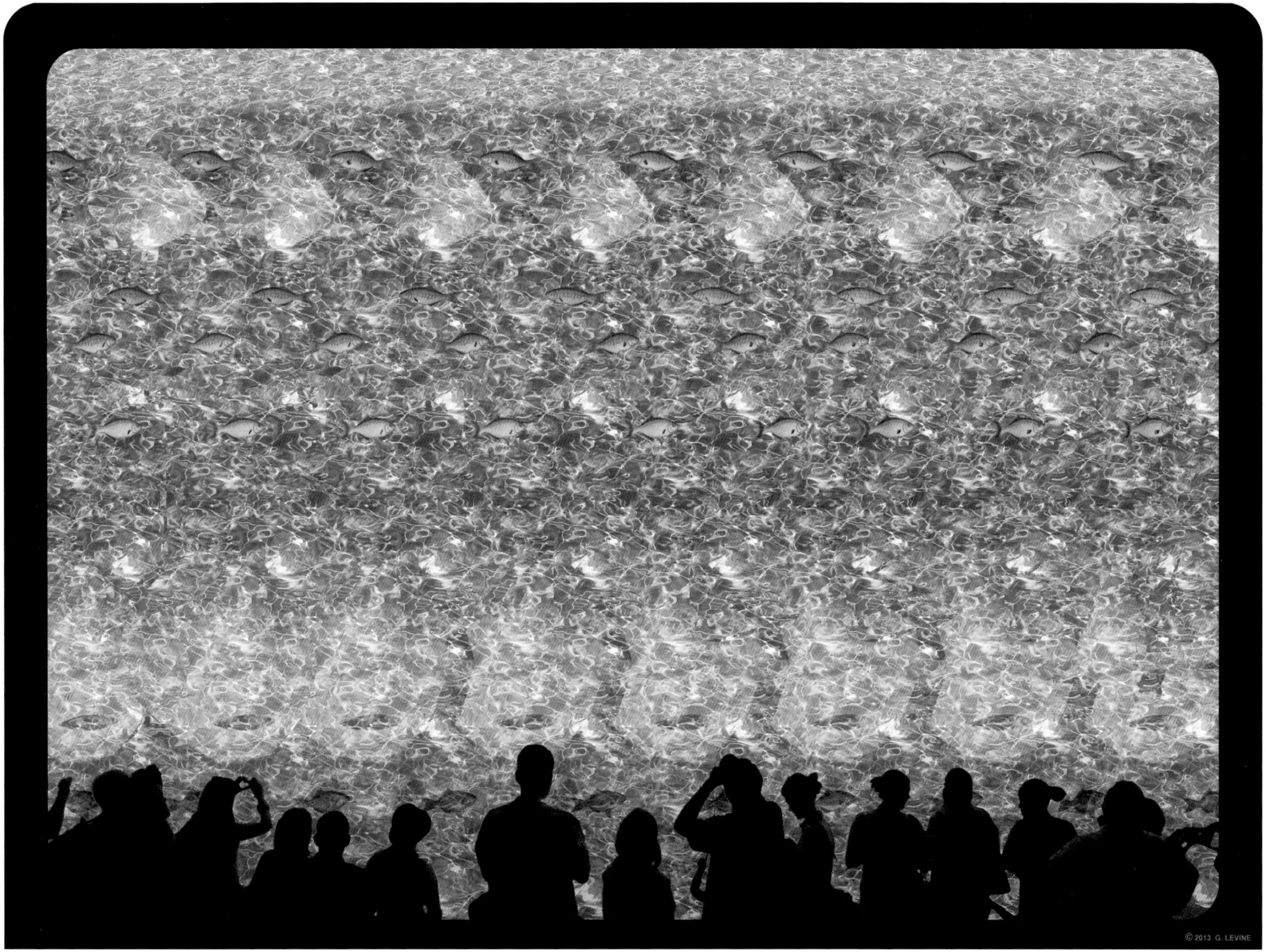

Aquarium View 〈水槽の中いっぱいに様々な魚が浮かんできます〉

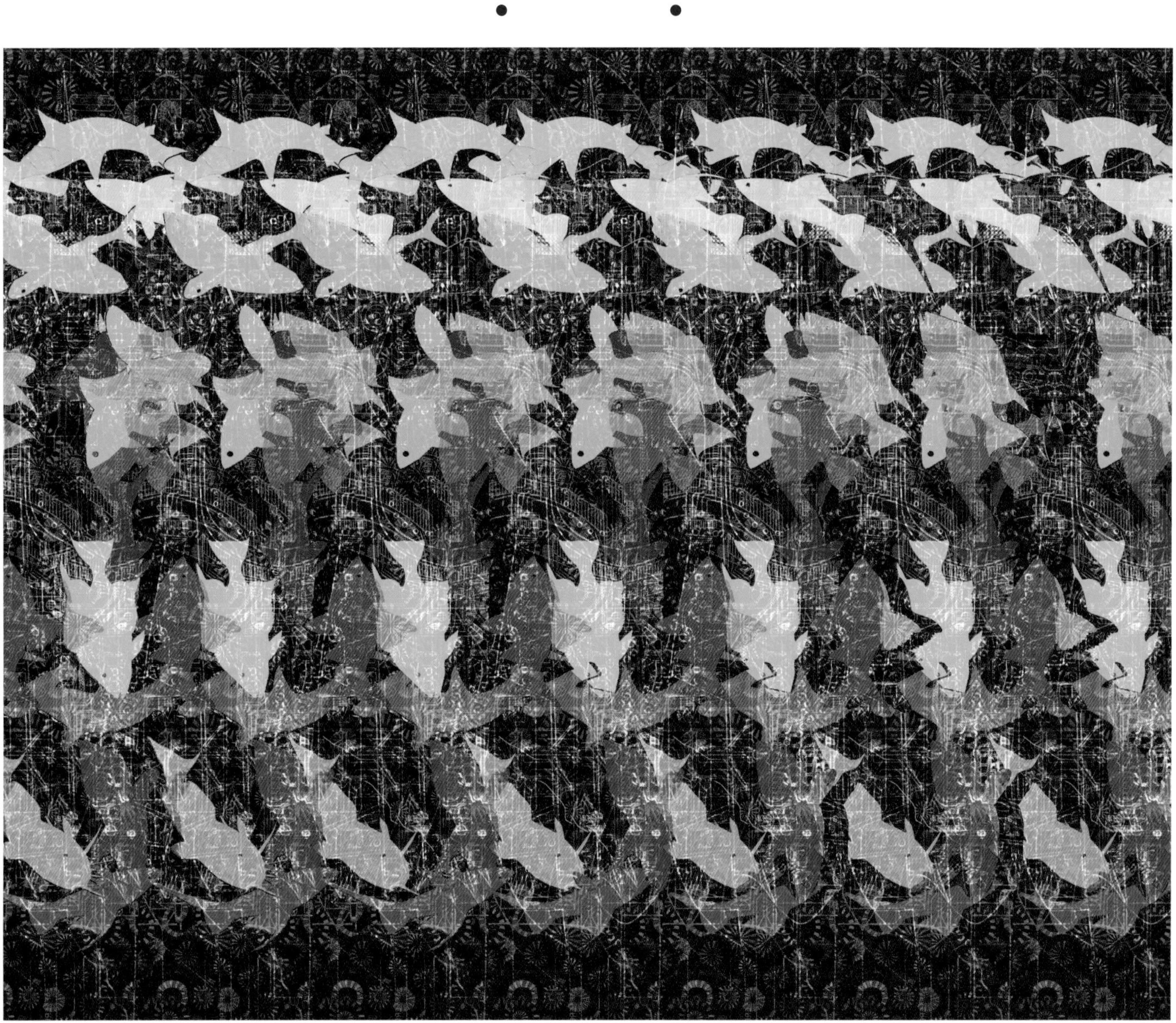

Fish Spiral 〈鮮やかな魚の螺旋を楽しんでください〉

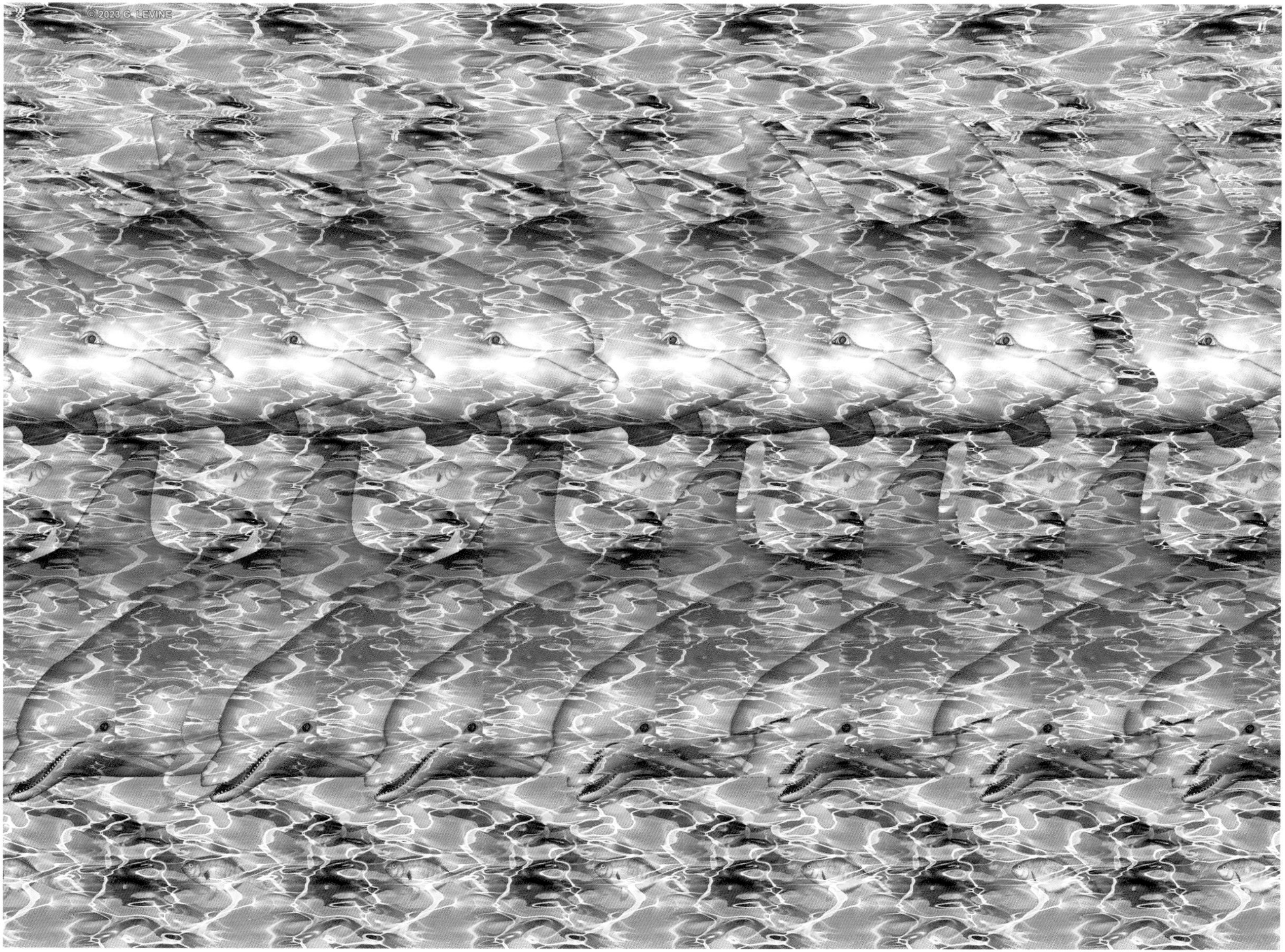

Marine Duo 〈背びれが特徴的な海の哺乳類と言えば……〉

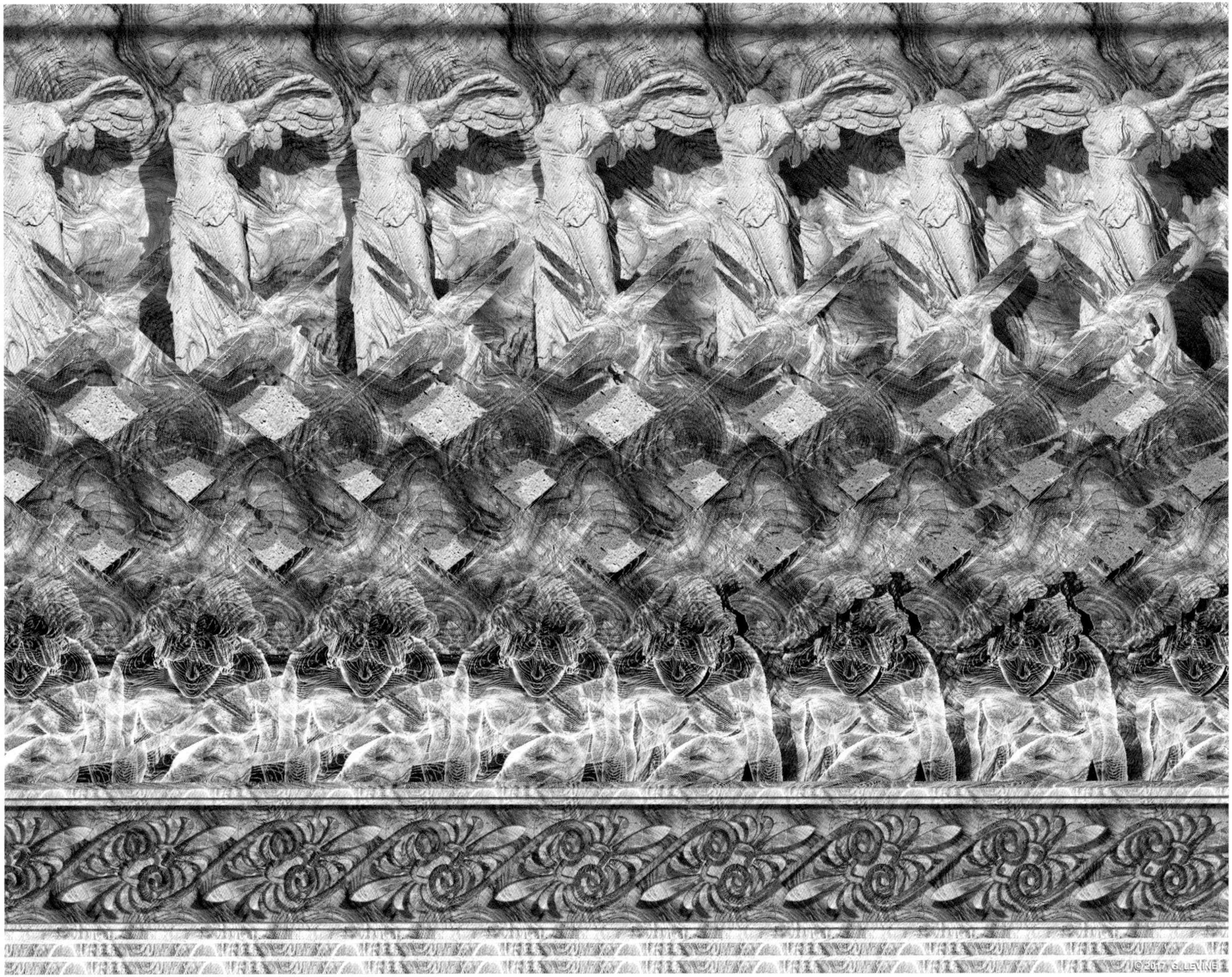

Winged Victory 〈有名スポーツメーカーの名前の由来にもなった天使です〉

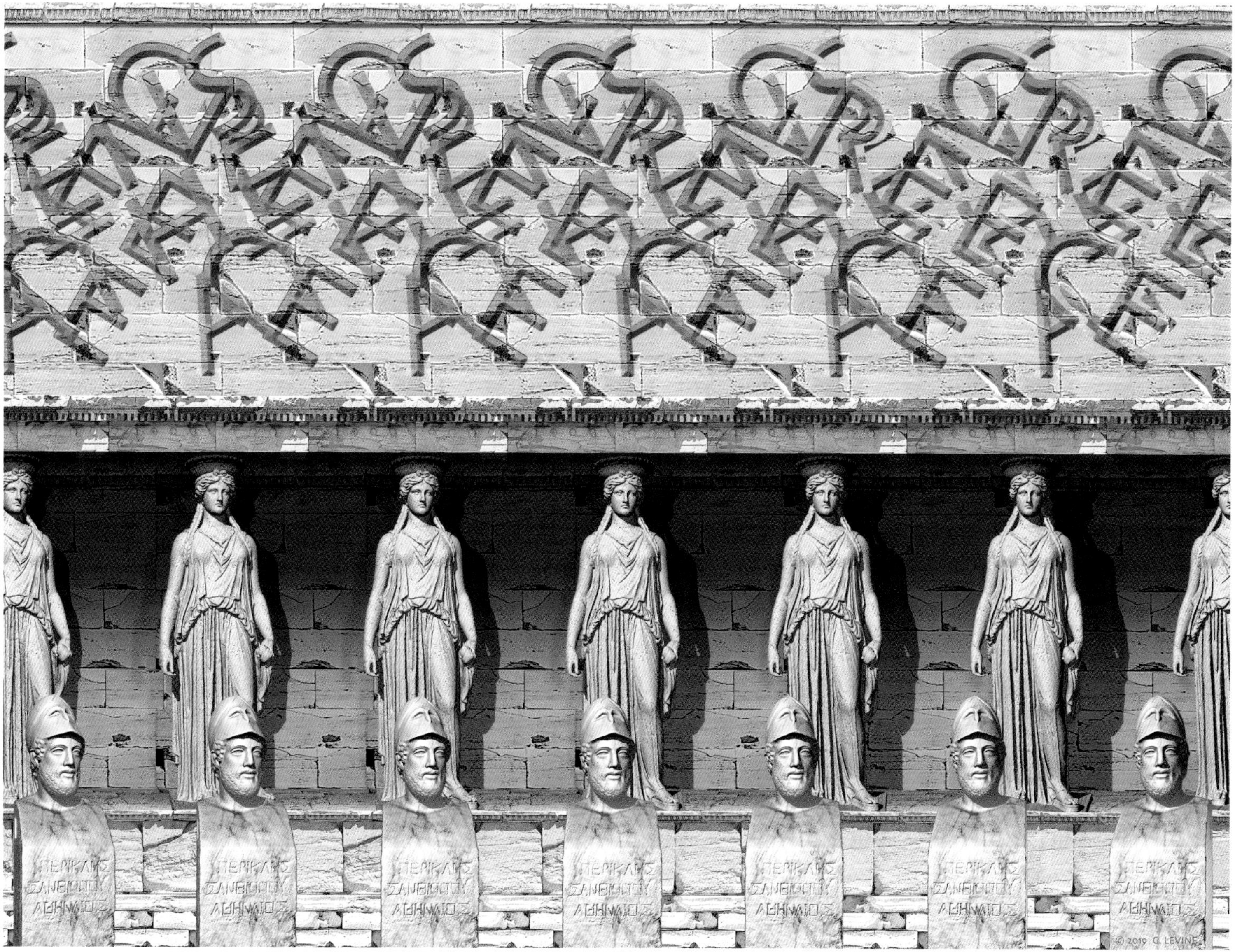

Caryatids 〈古代遺跡で有名な歴史ある都市です〉

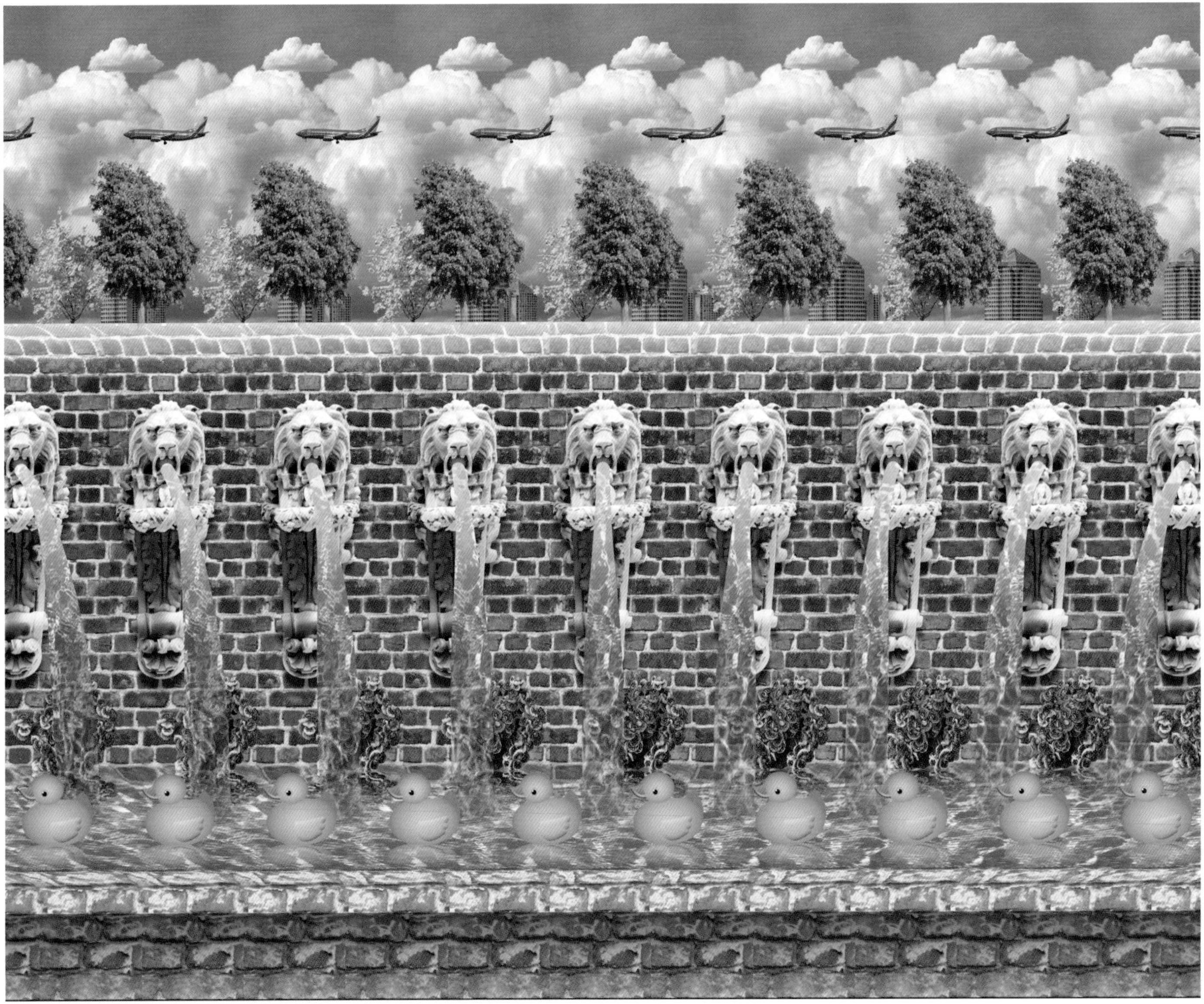

Albuquerque Fountain 〈マーライオンは上半身がライオンで下半身が魚〉

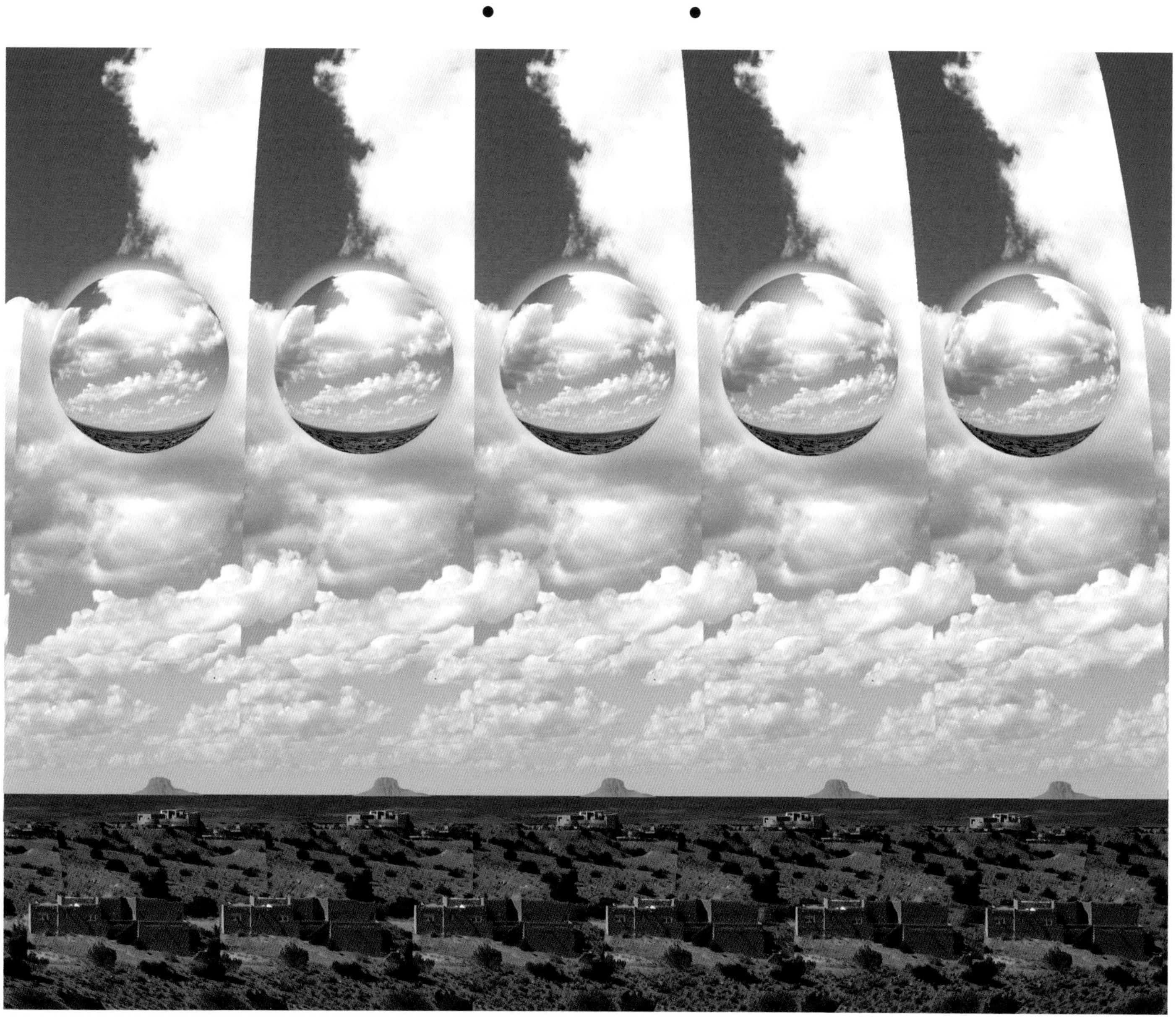

Cabezon-Clouds 〈3Dイラストならではの不思議な空をお楽しみください〉

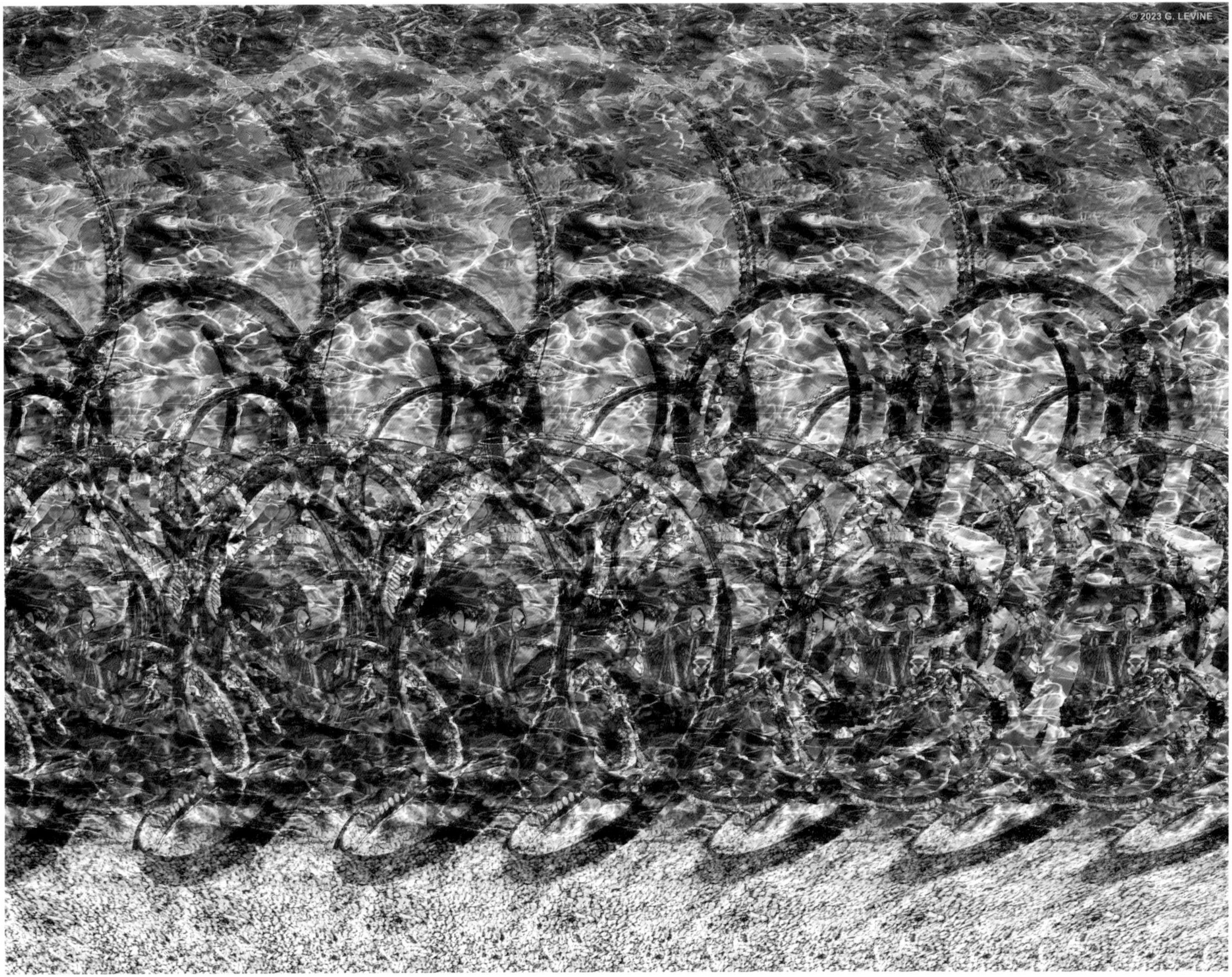

3D Cephalopod 〈Cephalopodとはタコやイカなどの頭足類のことです〉

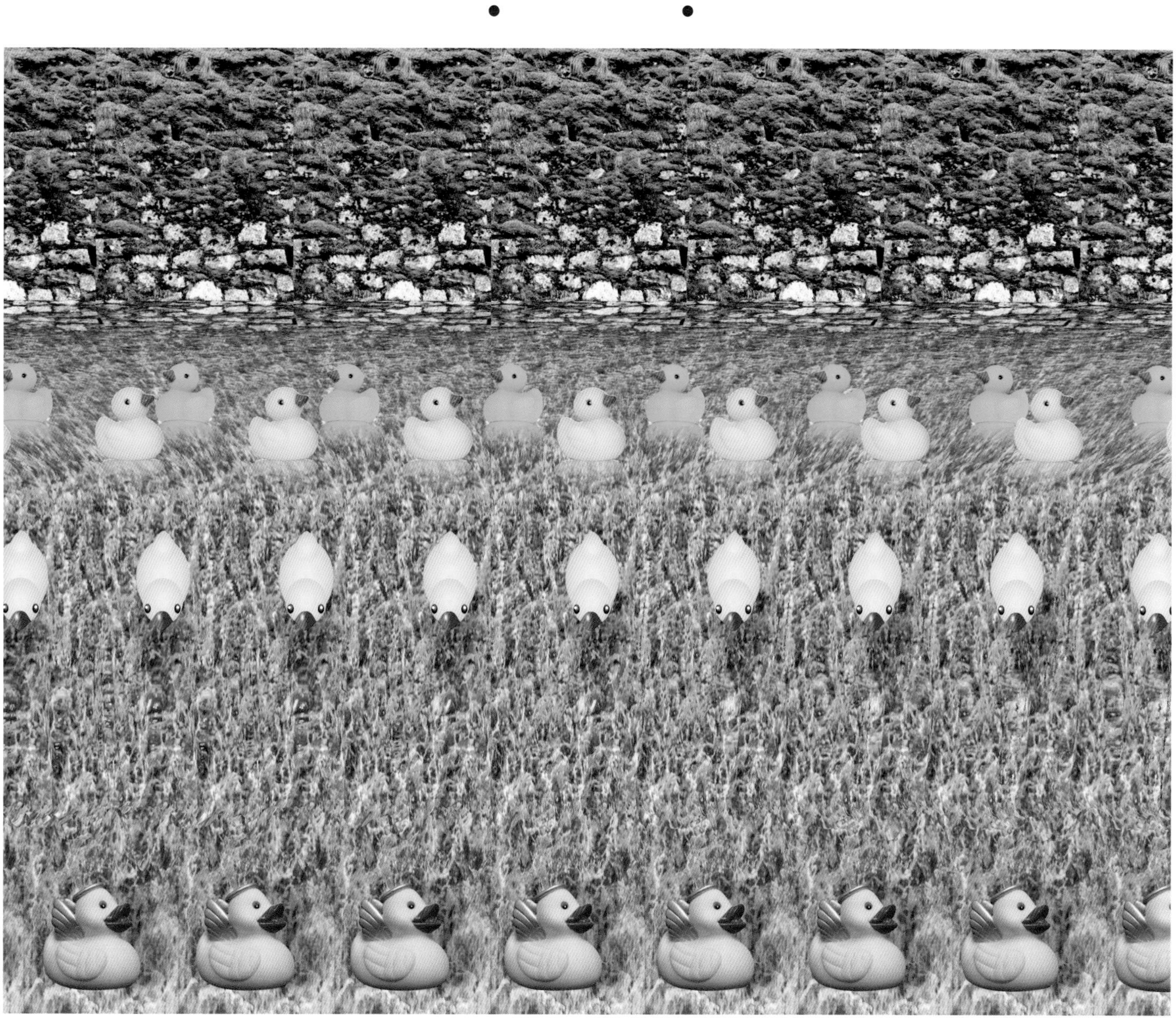

Waterfalling Duckies 〈緩やかな池に見えますが実は……〉

© Gary Priester

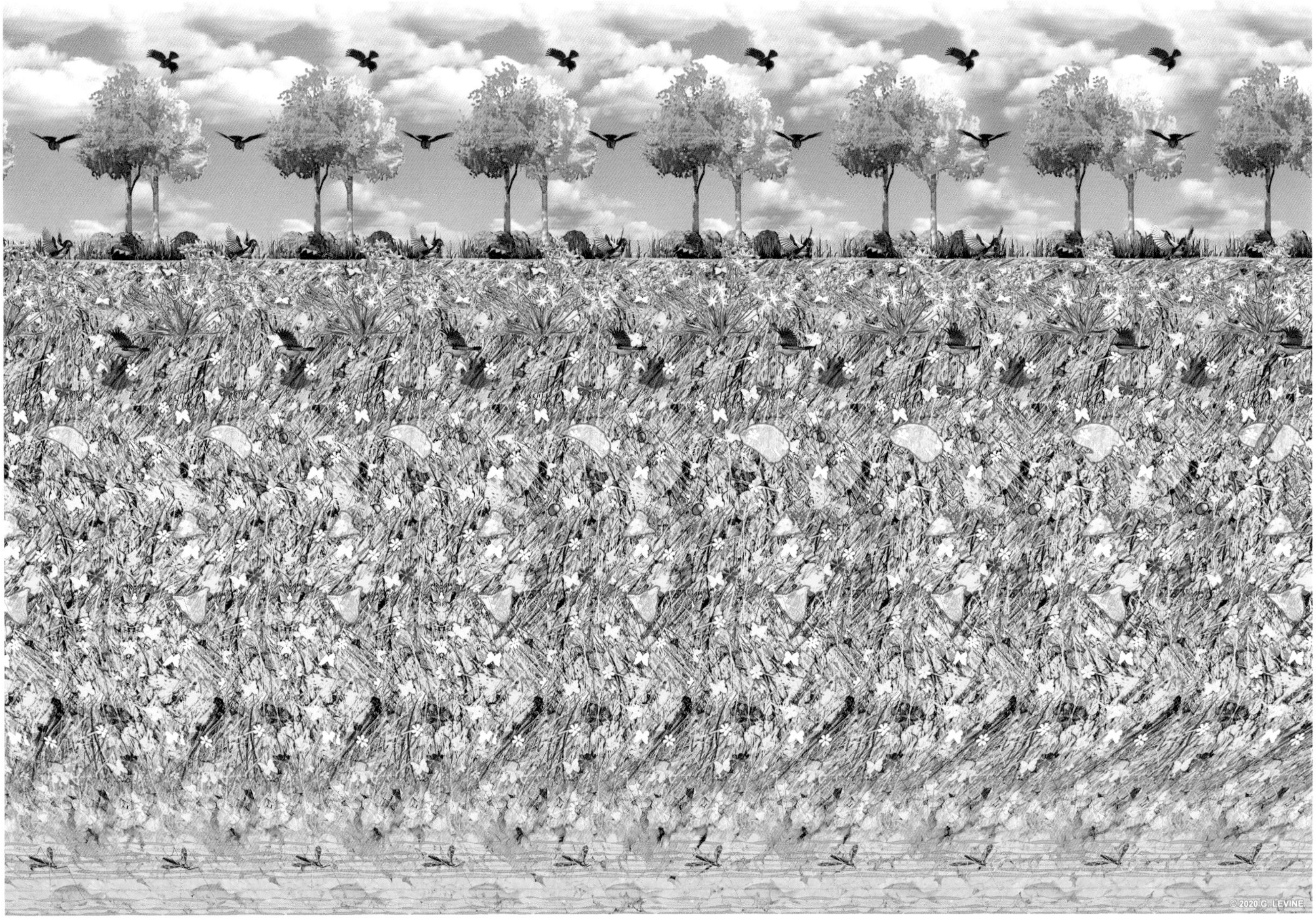

Outdoors　〈草むらの中に隠れているのは……〉

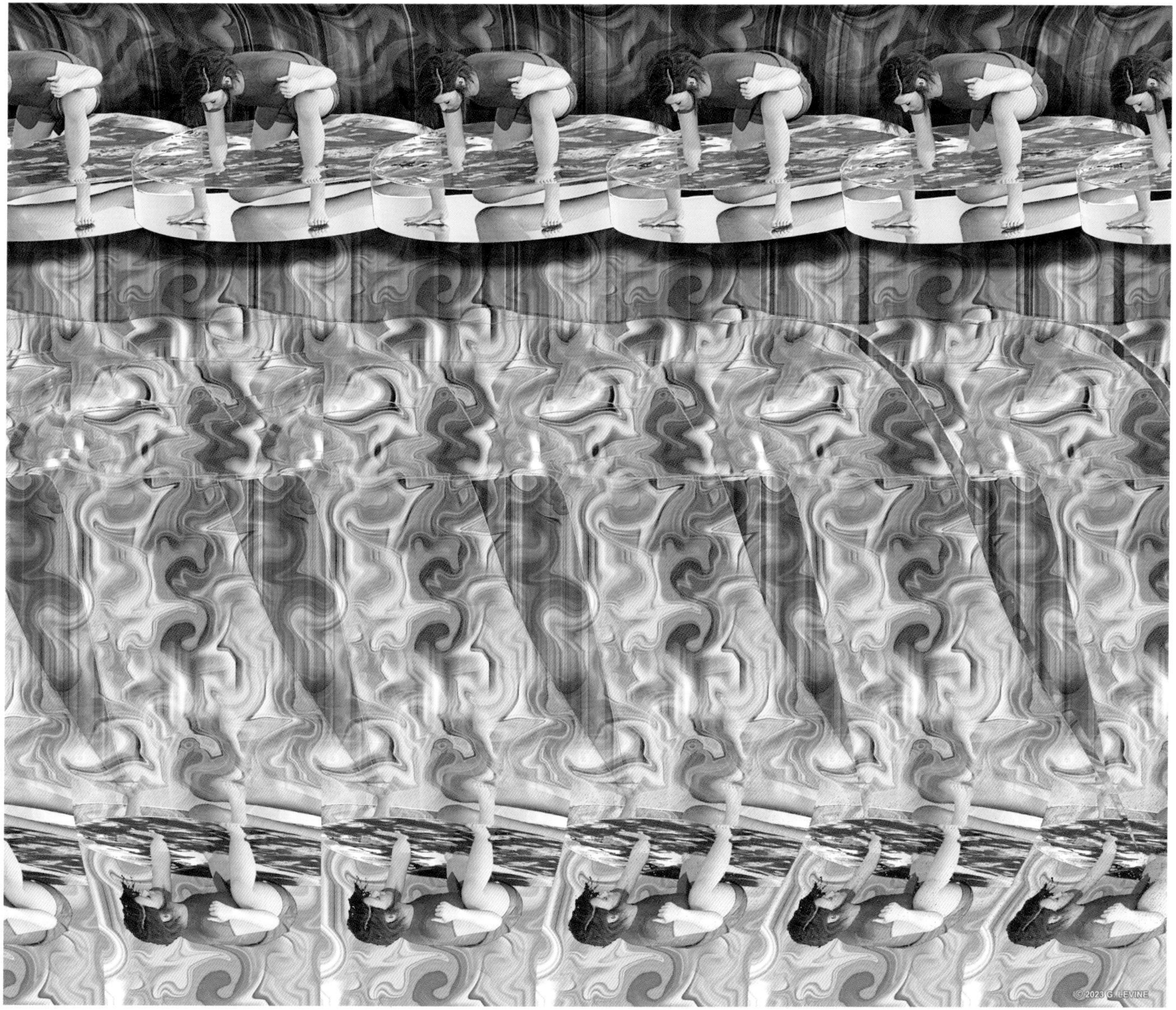

Pool Bottom　〈水の中には意外なものが潜んでいます〉

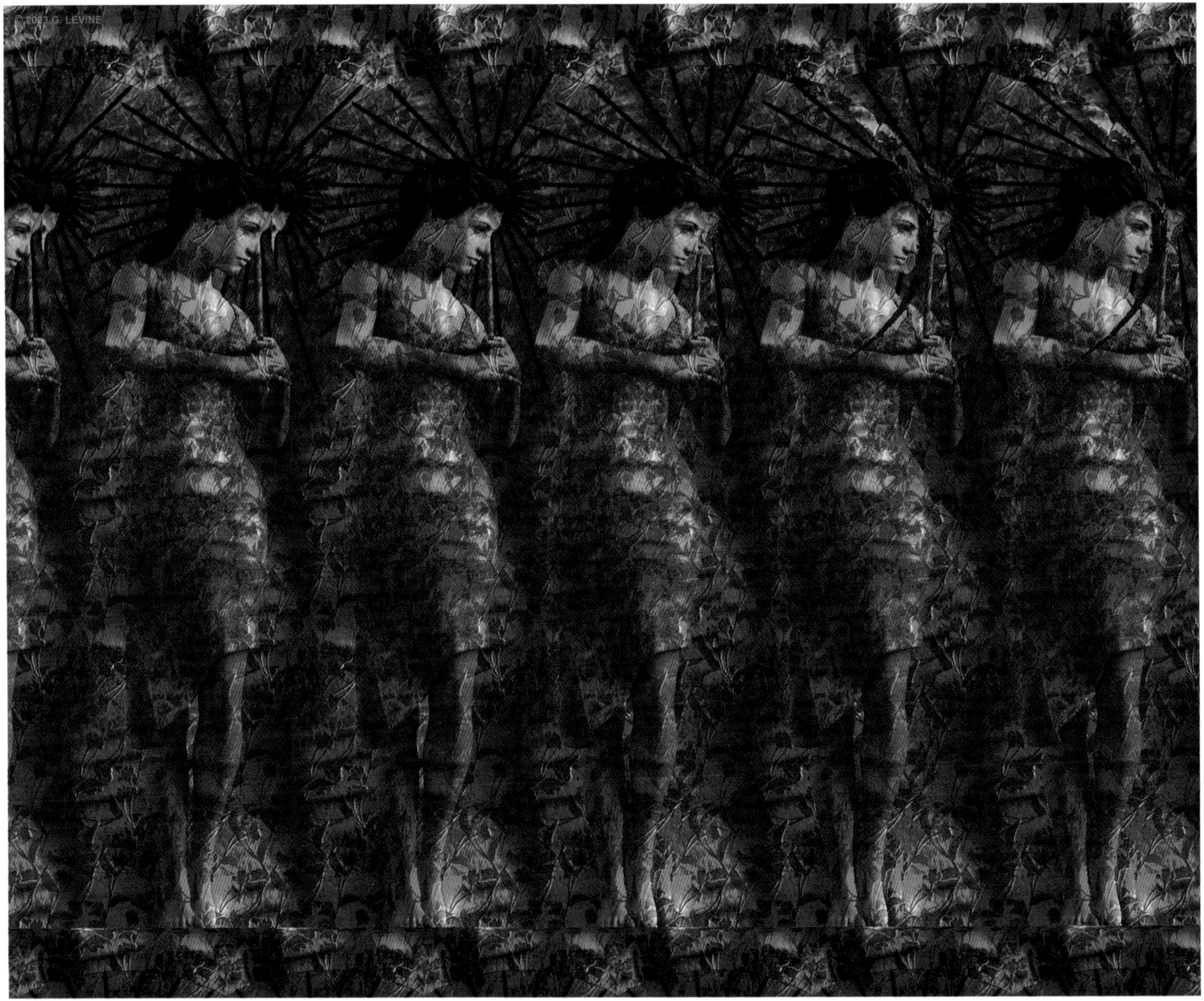

Parasol G8 〈立体感がはっきりと伝わるイラストです〉

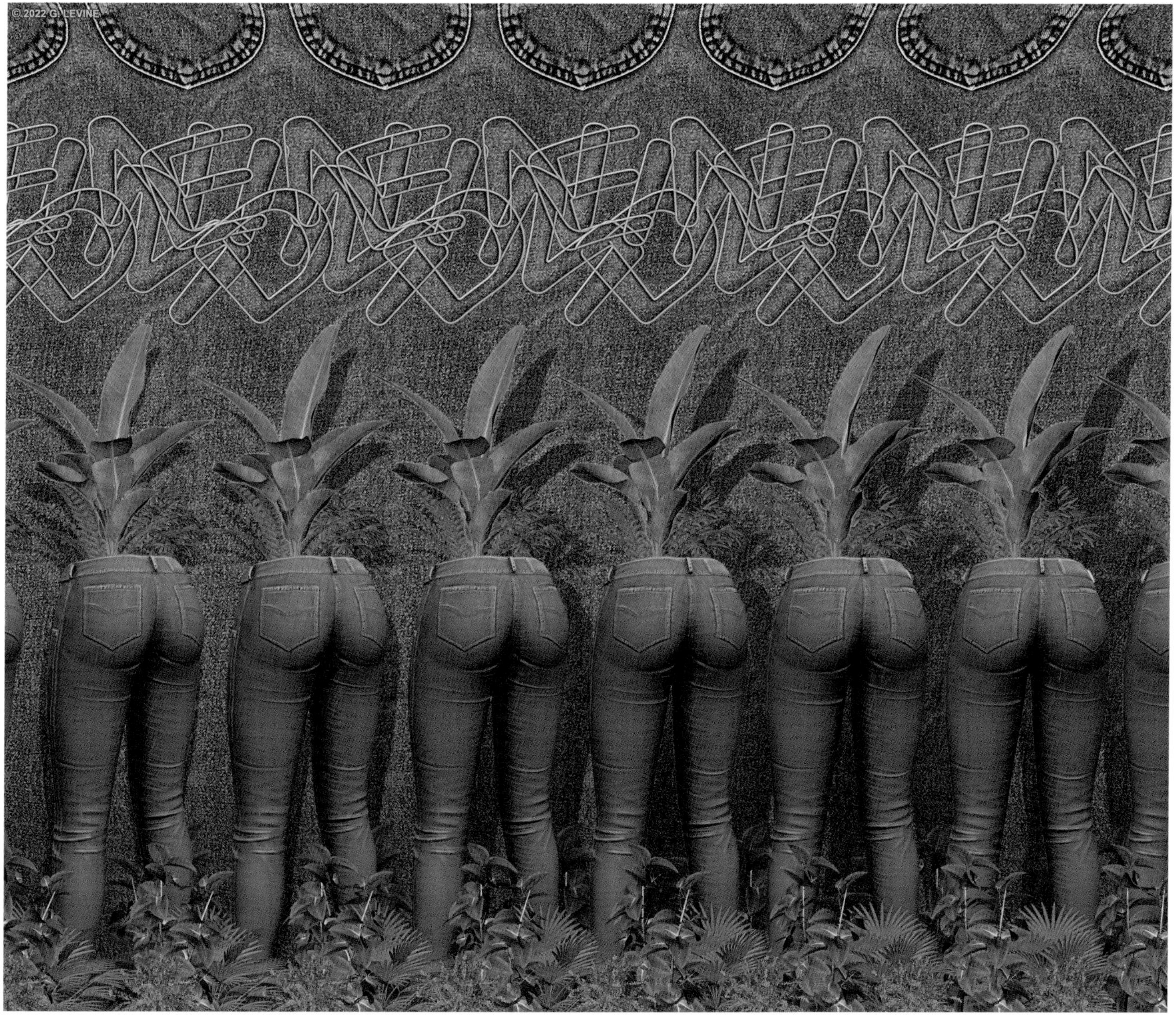

Potted Pants 〈デニム生地の質感と影が生む立体感に注目してください〉

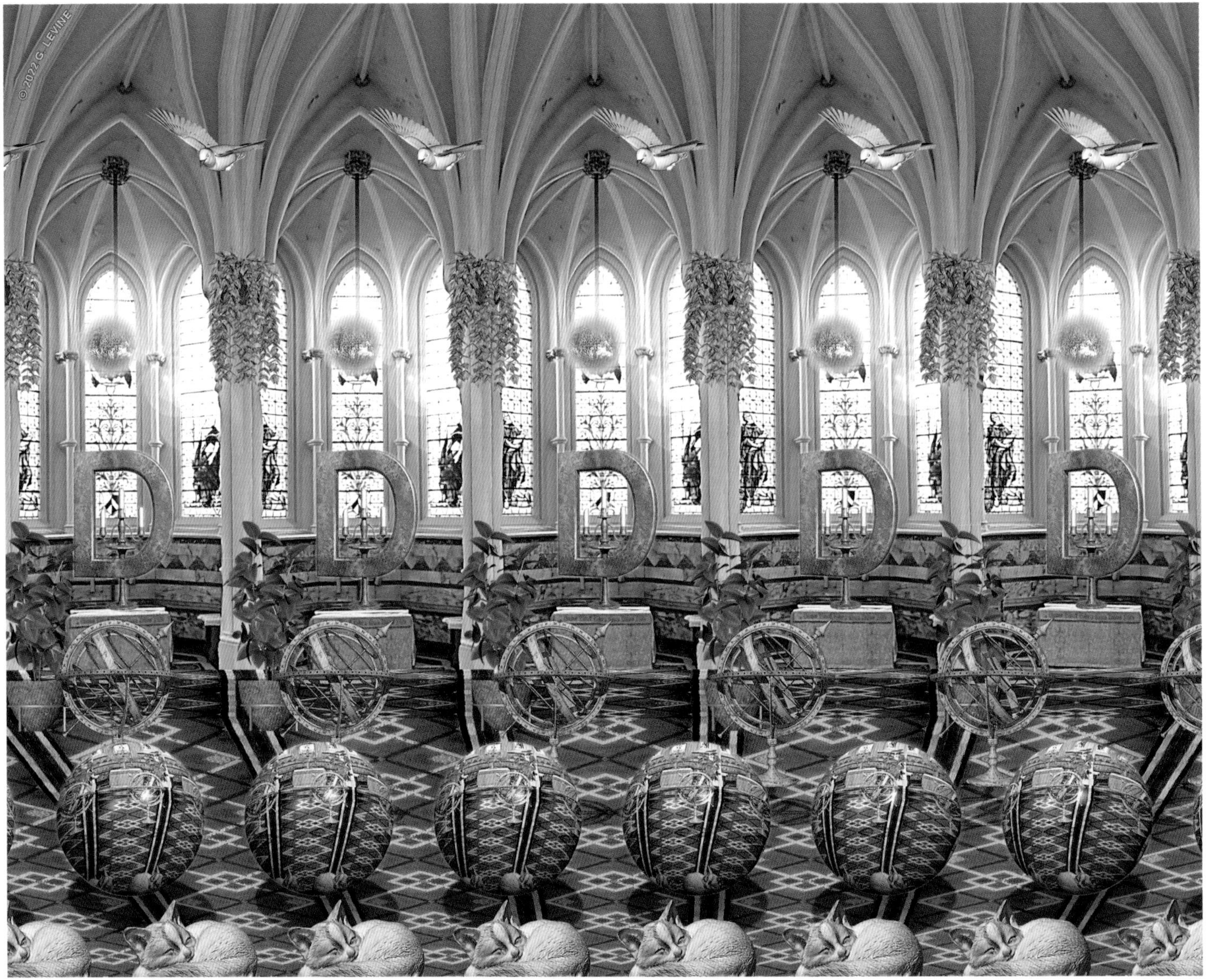

3D Chapel 〈教会を飾る小物のひとつひとつに注目してみましょう〉

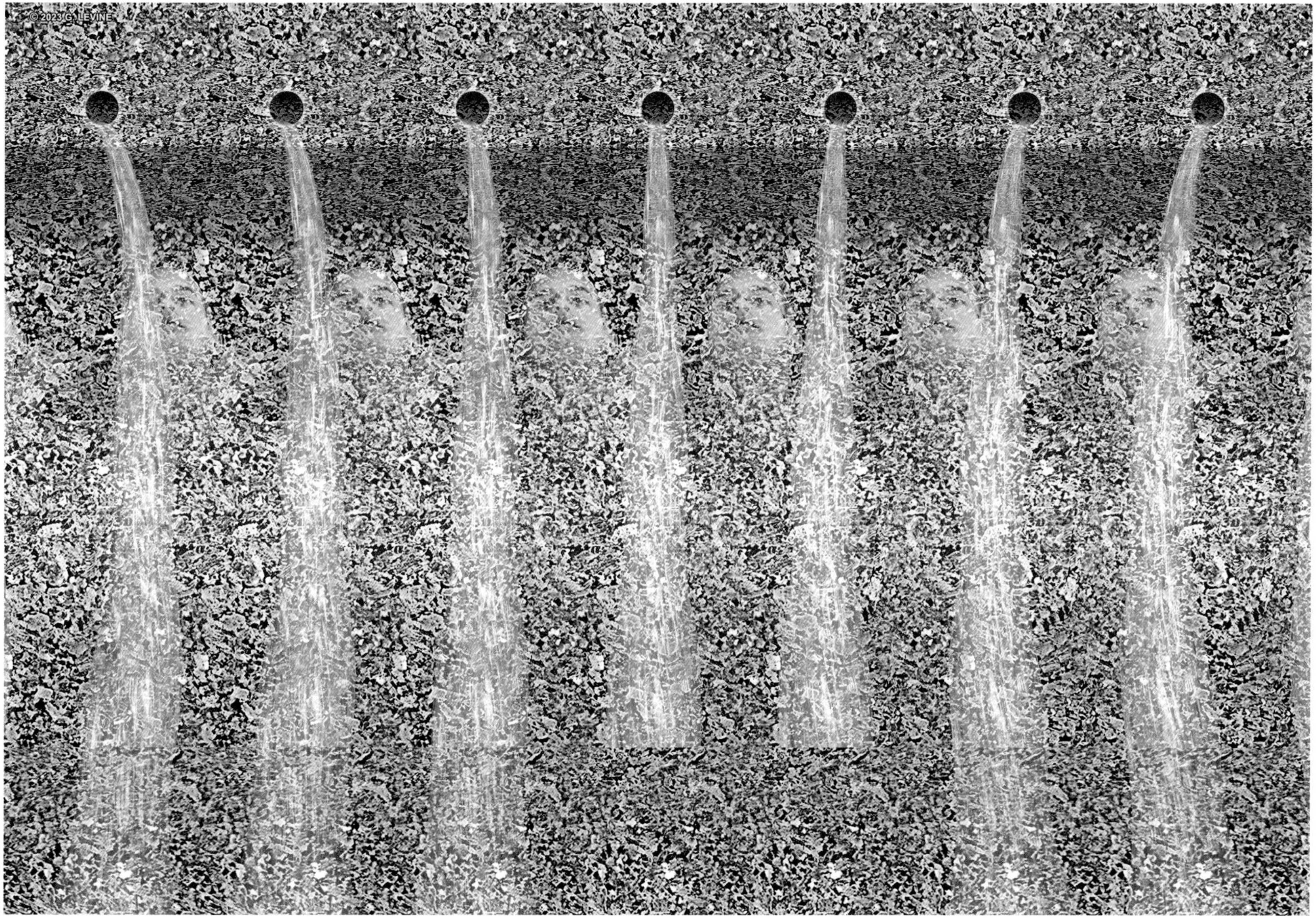

Shower Falls II 〈流れ落ちる水の立体感と透明感が特徴的！〉

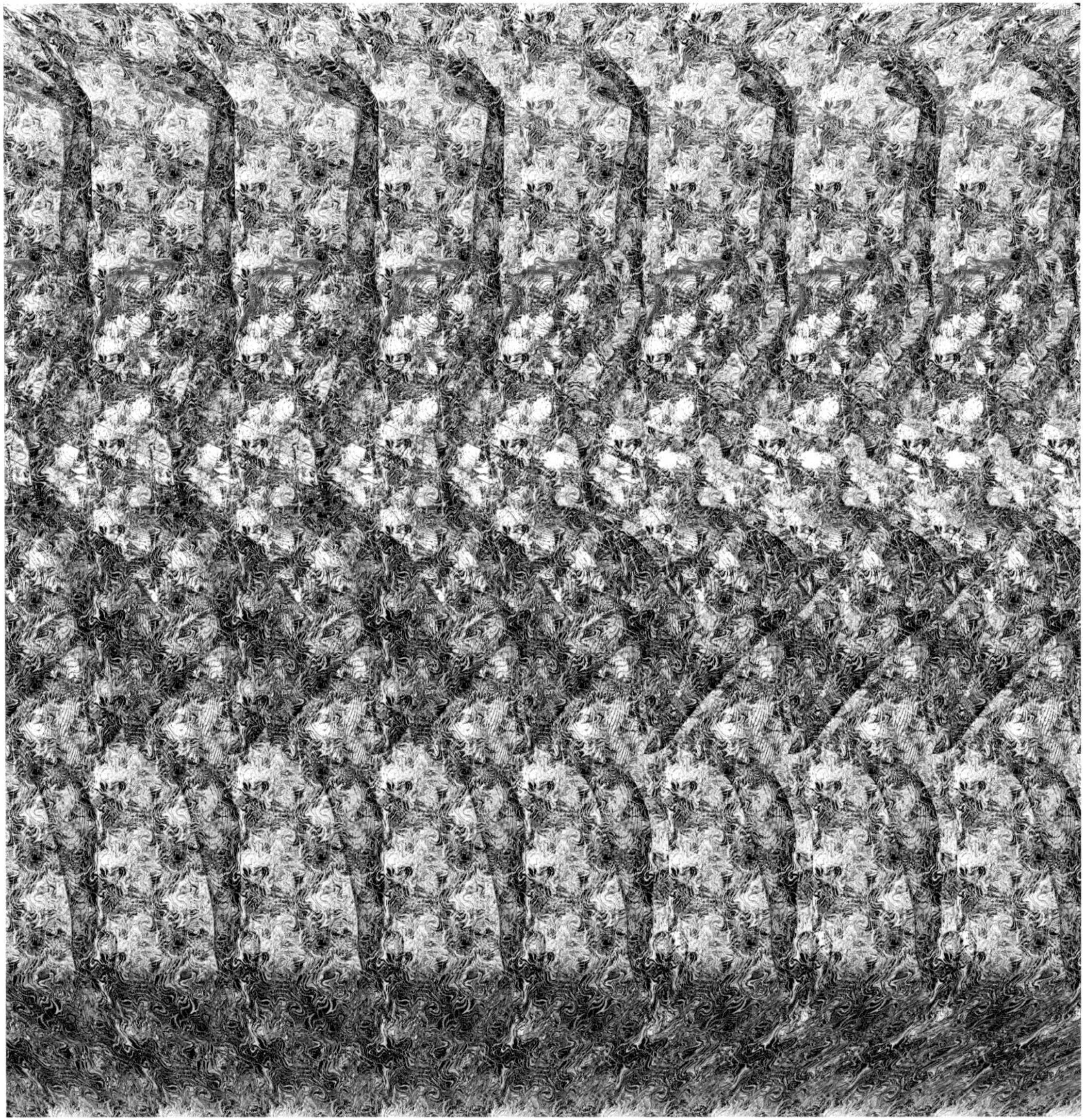

Grace-Ballet　〈浮かんでくるのは華麗な……〉

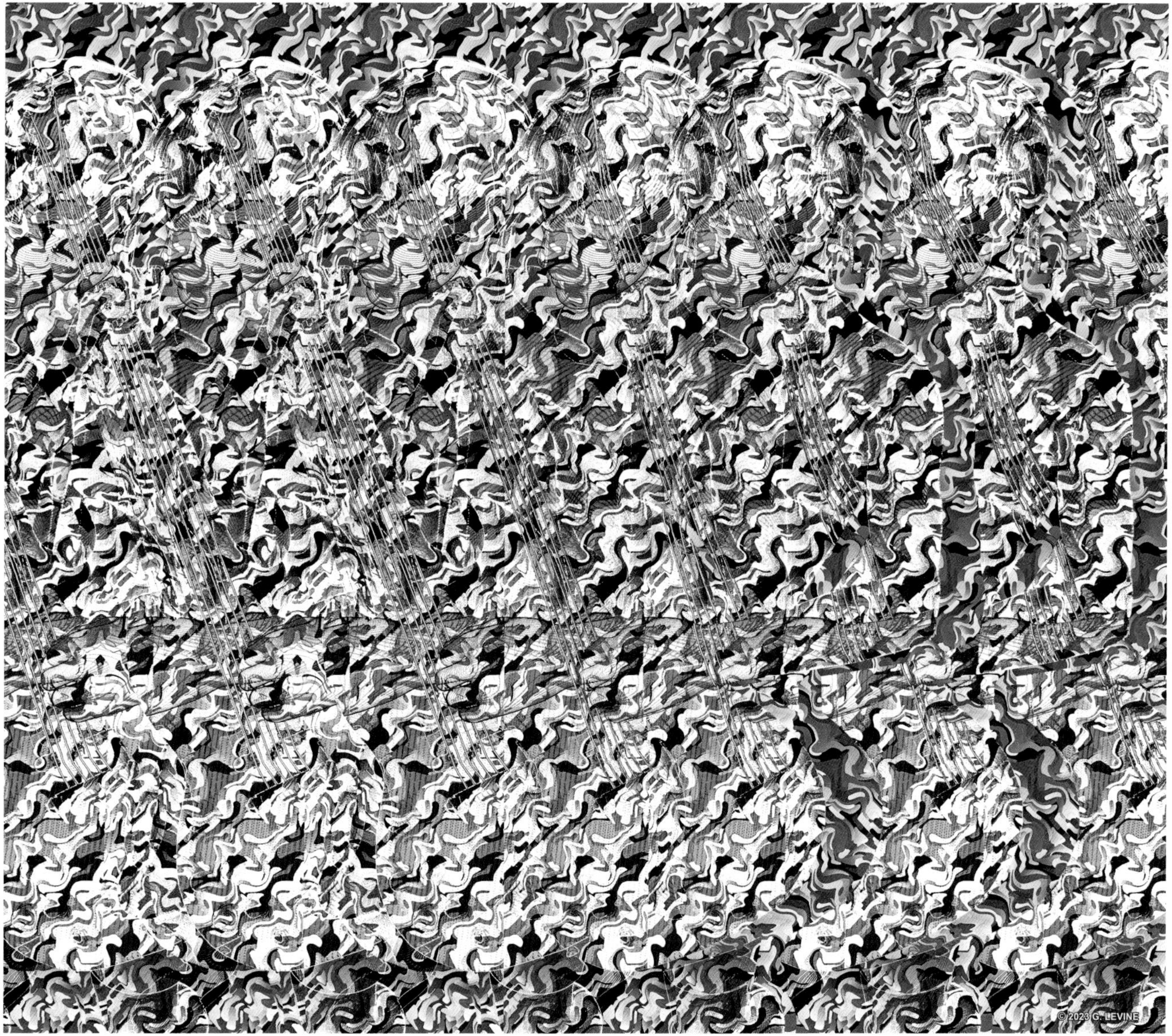

Strings Attached 〈まるで演奏が聞こえてきそうな1枚です〉

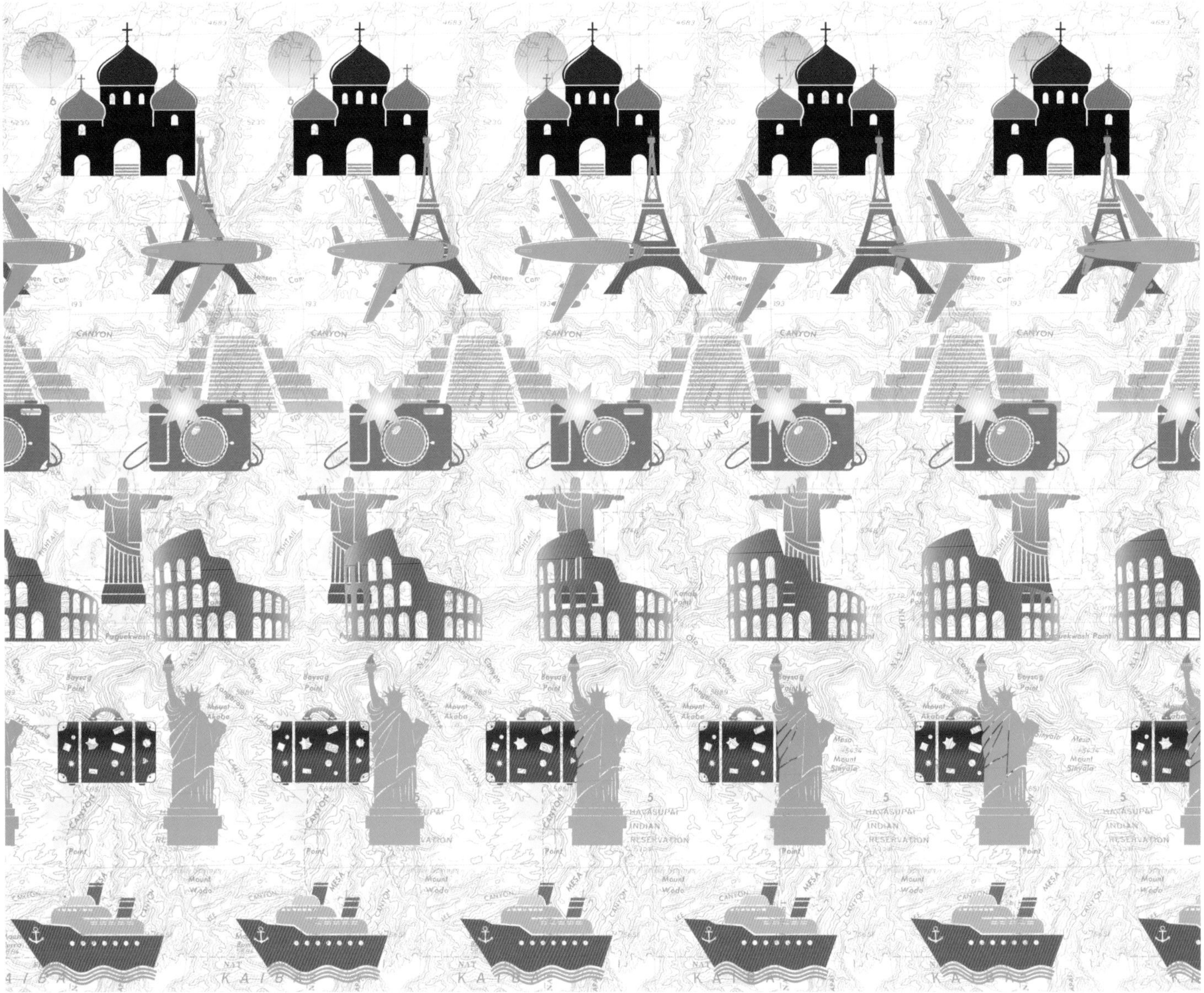

World Travel 〈アイコンひとつひとつの奥行きを楽しんでください〉

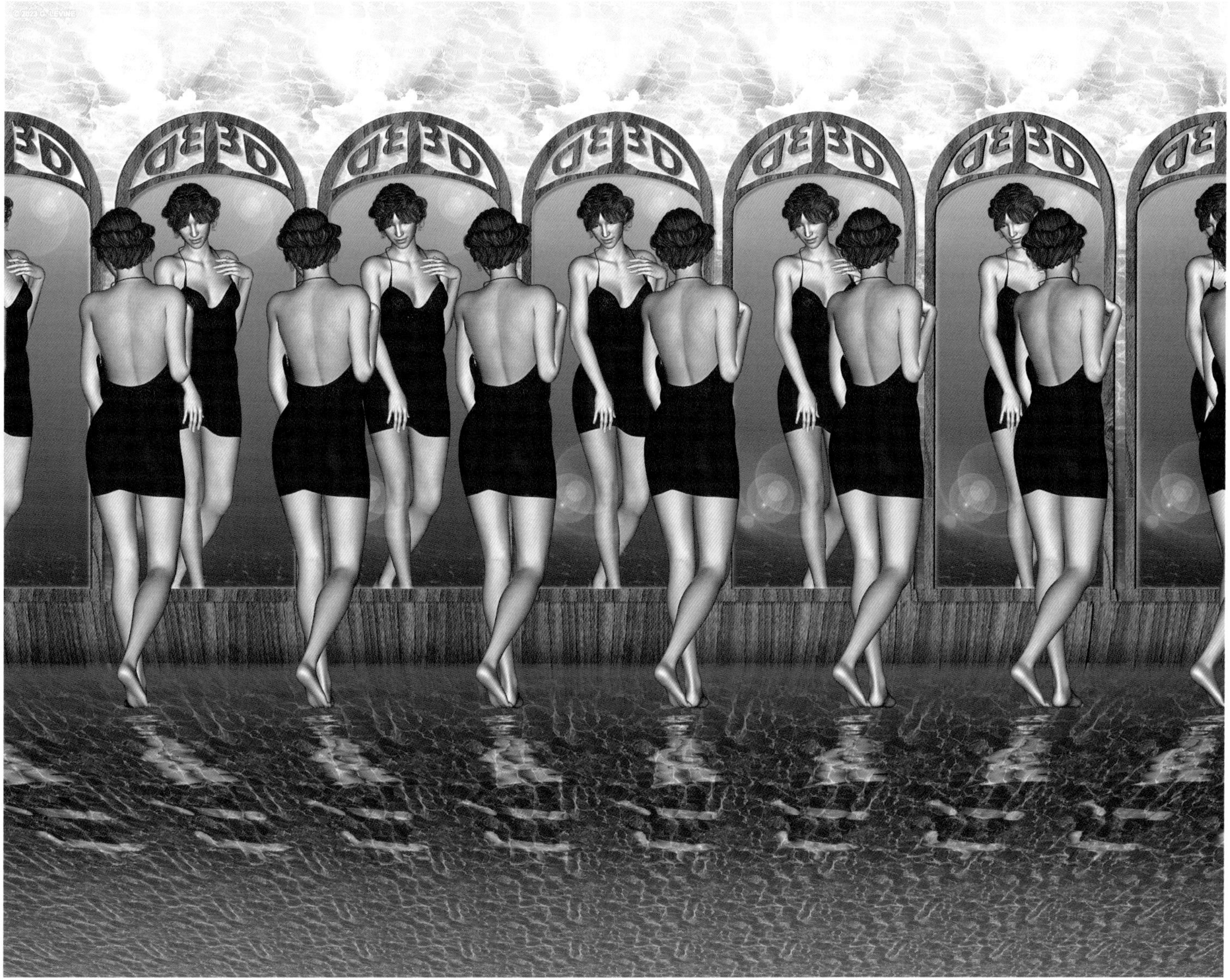

Pool Reflections 〈手前の姿も鏡に映った姿にもそれぞれ立体感があります〉

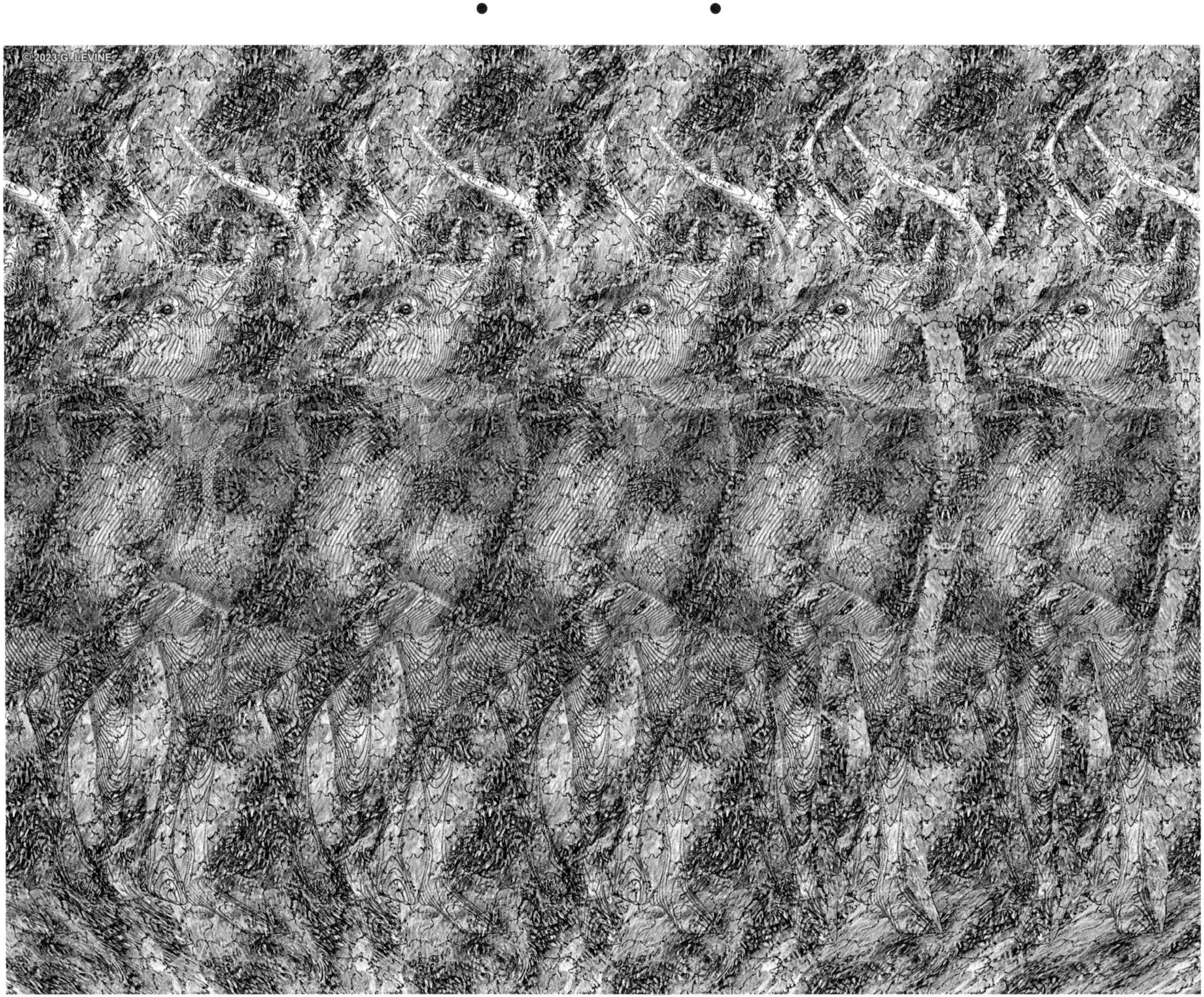

Cervinae 〈視線の先が見つめるものは……〉

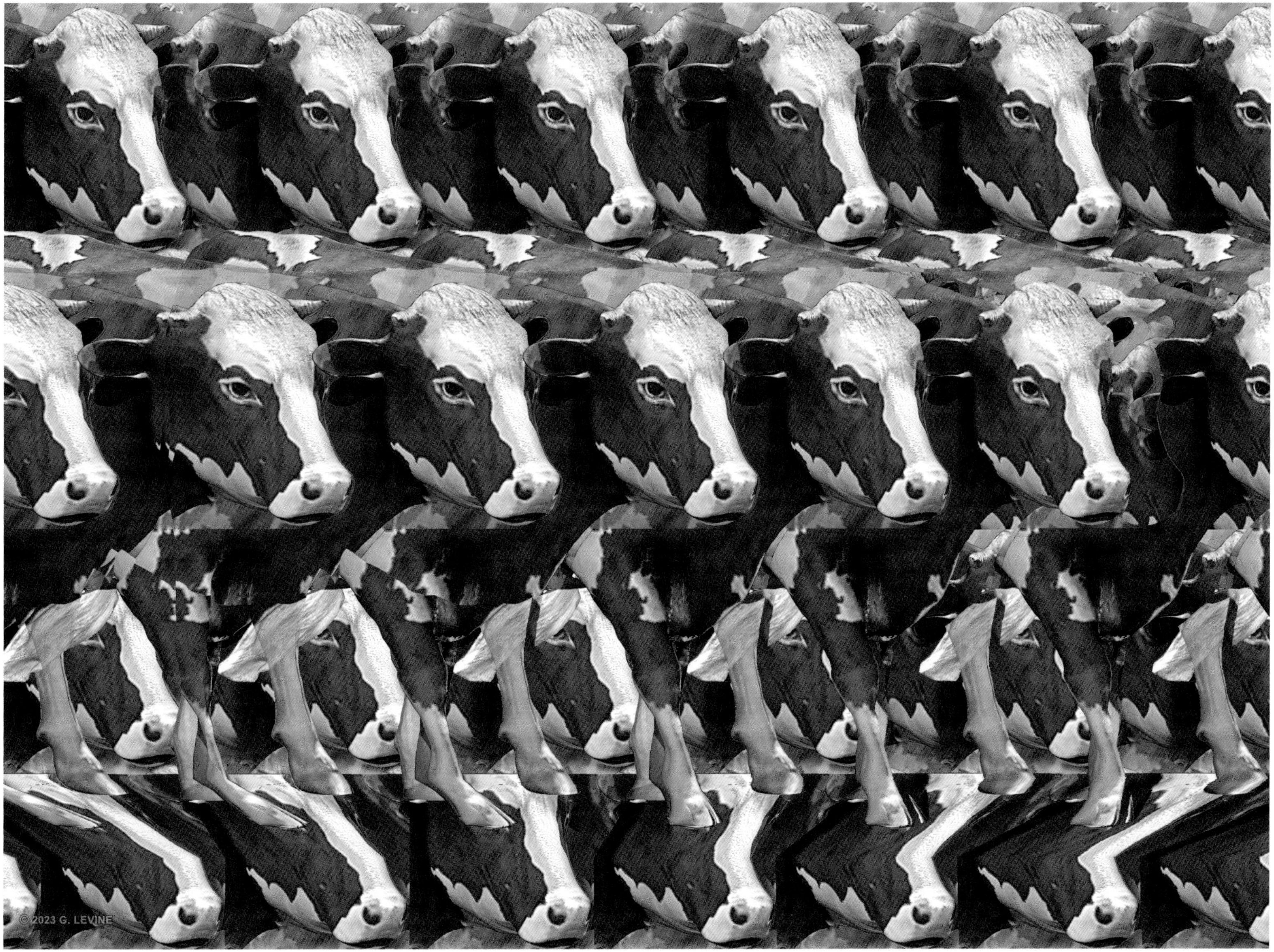

One Head 〈頭だけ見えていた牛が……〉

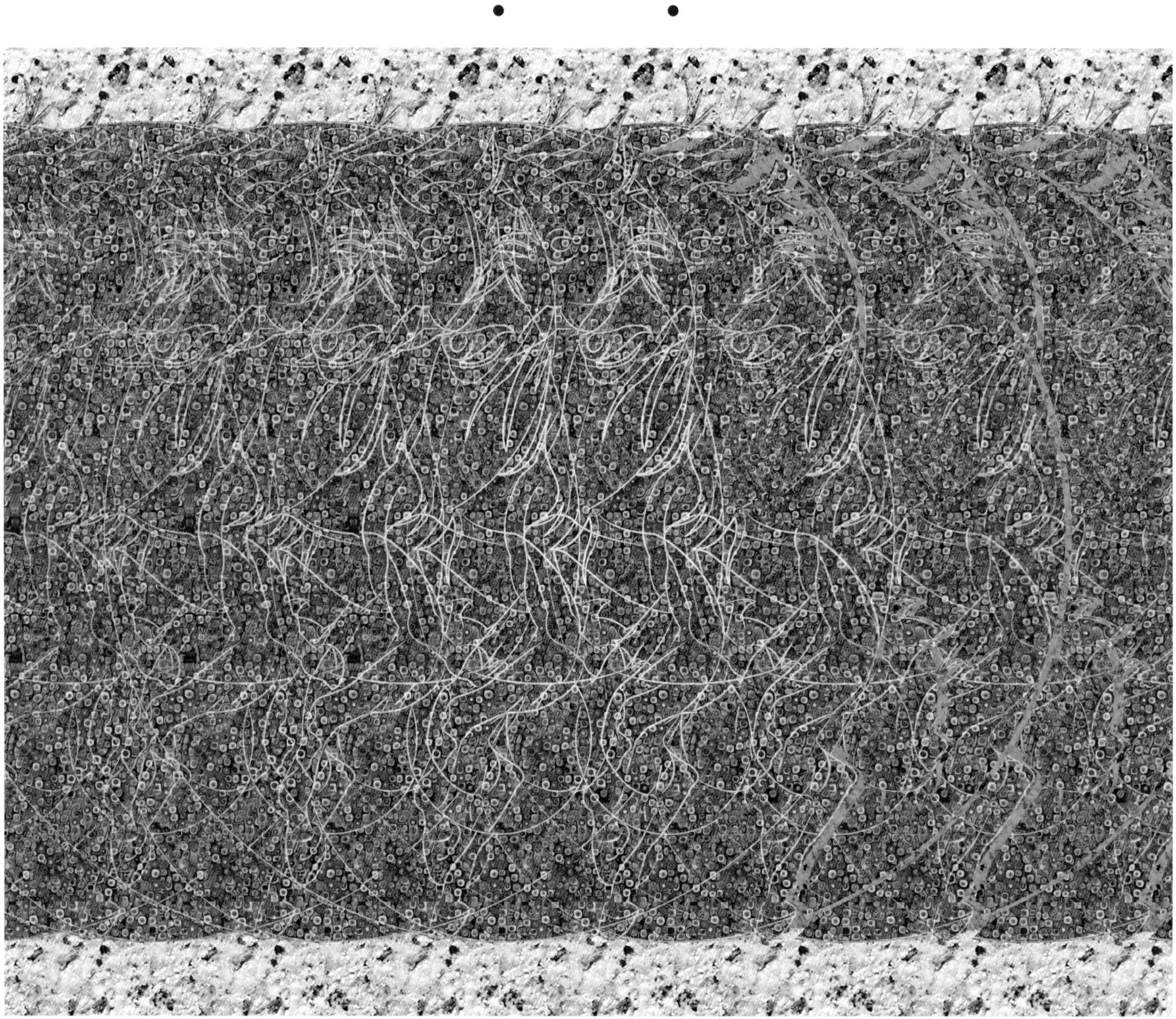

Stallion 〈躍動感たっぷりの動物が浮き上がってきます〉

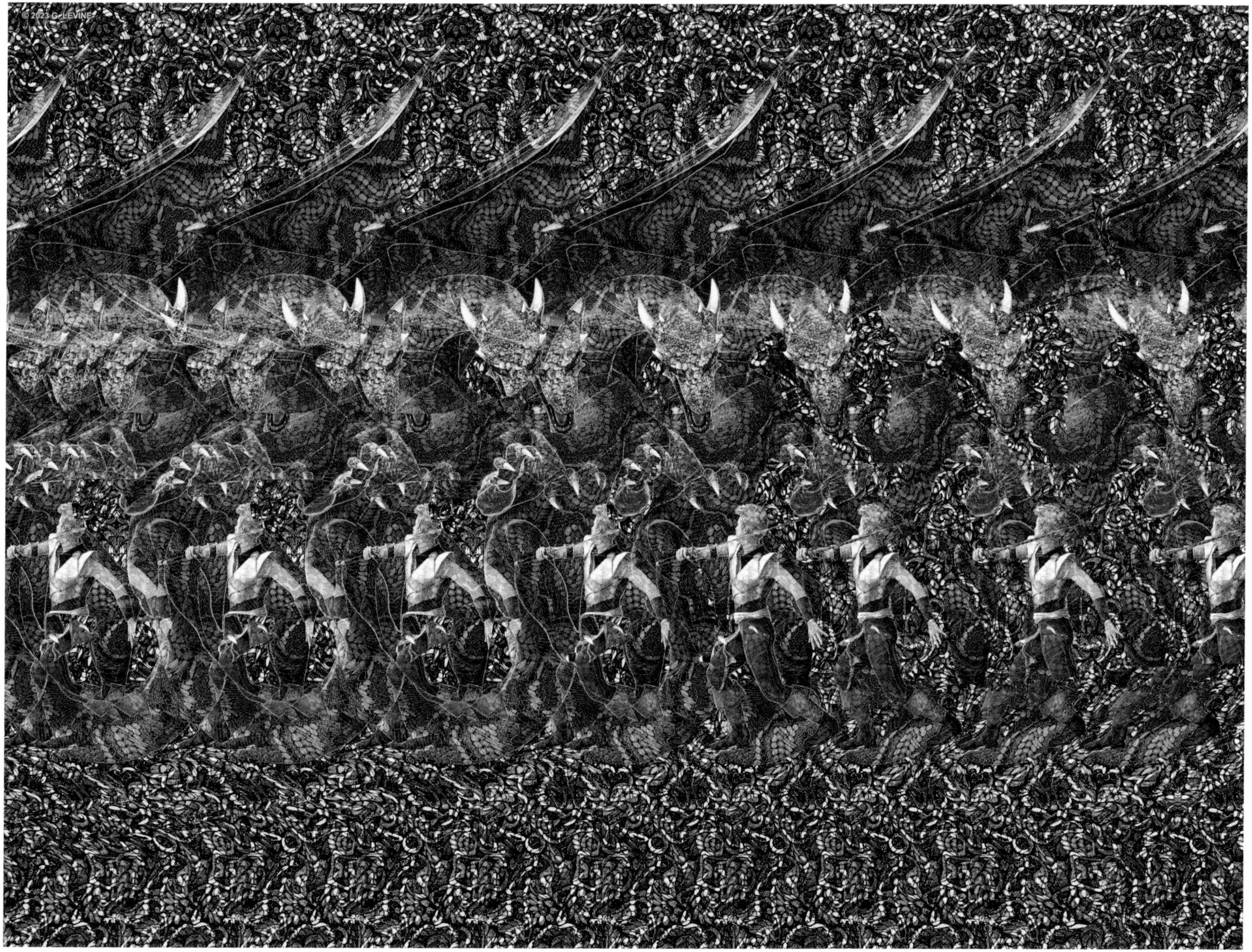

Slayer　〈剣士が挑むのは伝説の怪物！〉

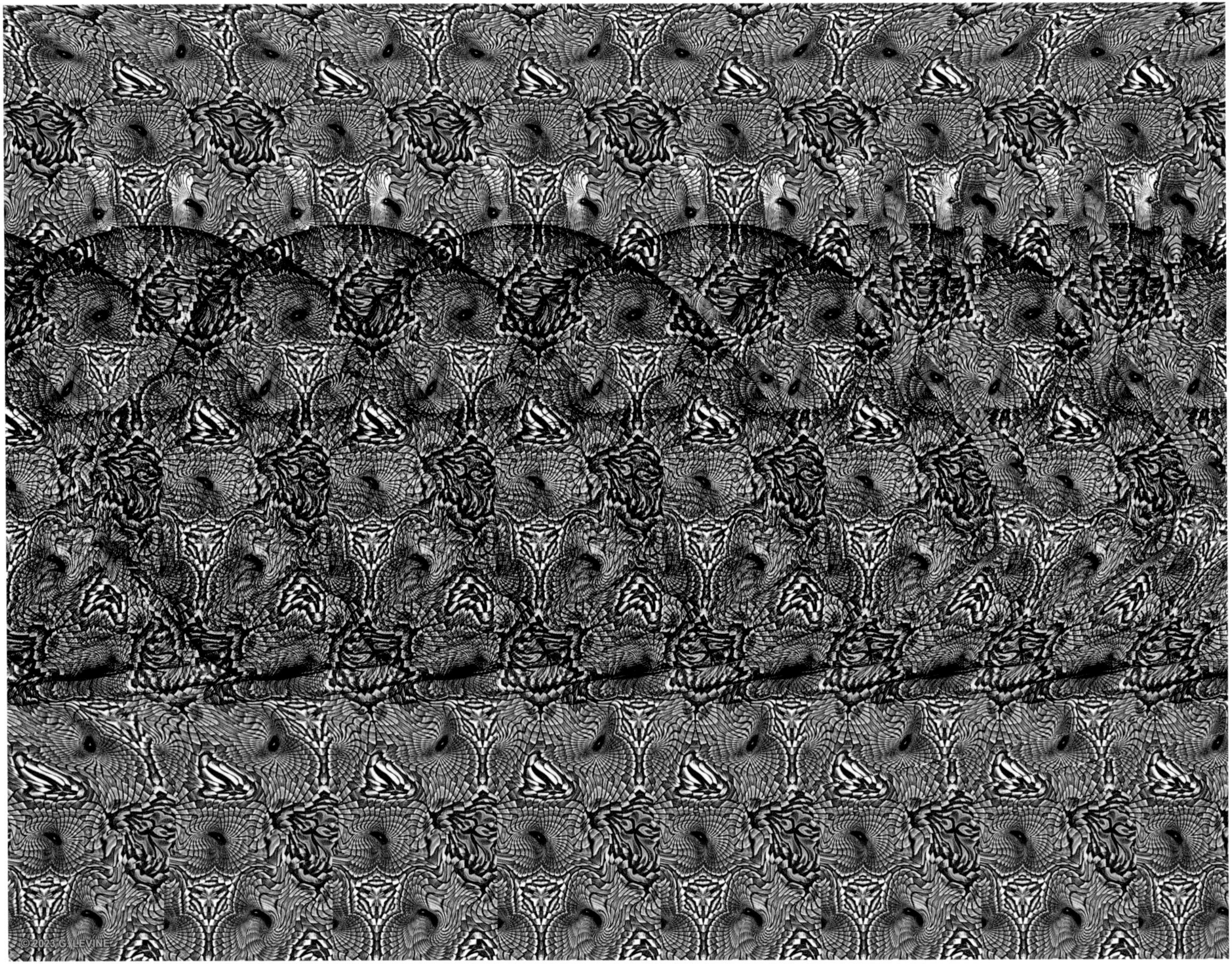

Cornu aspersum 〈Cornu aspersumとはヒメリンゴマイマイというカタツムリのこと〉

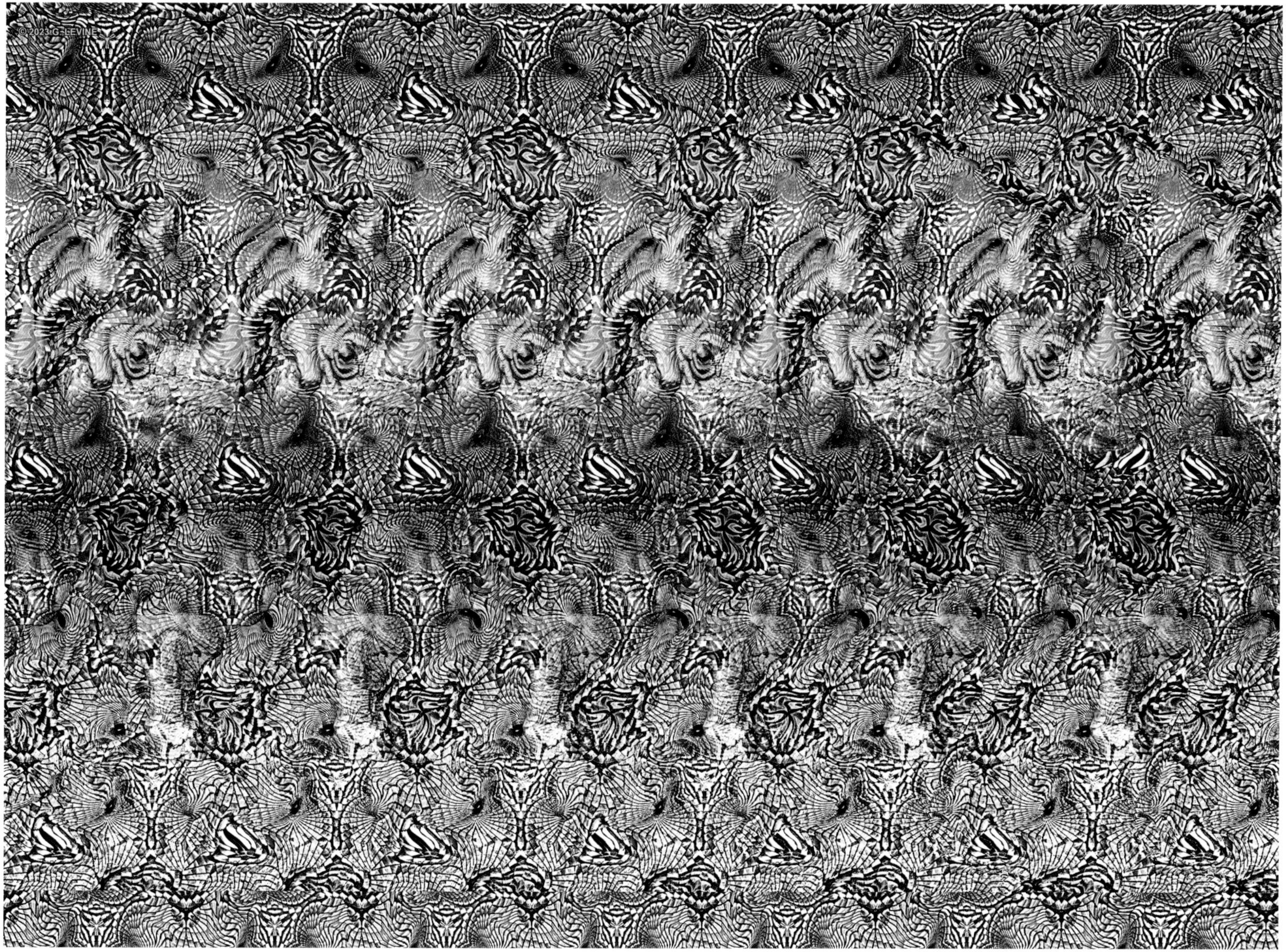

Fractaled Ungulate 〈浮き出てくるのはツノが特徴的なあの動物！〉

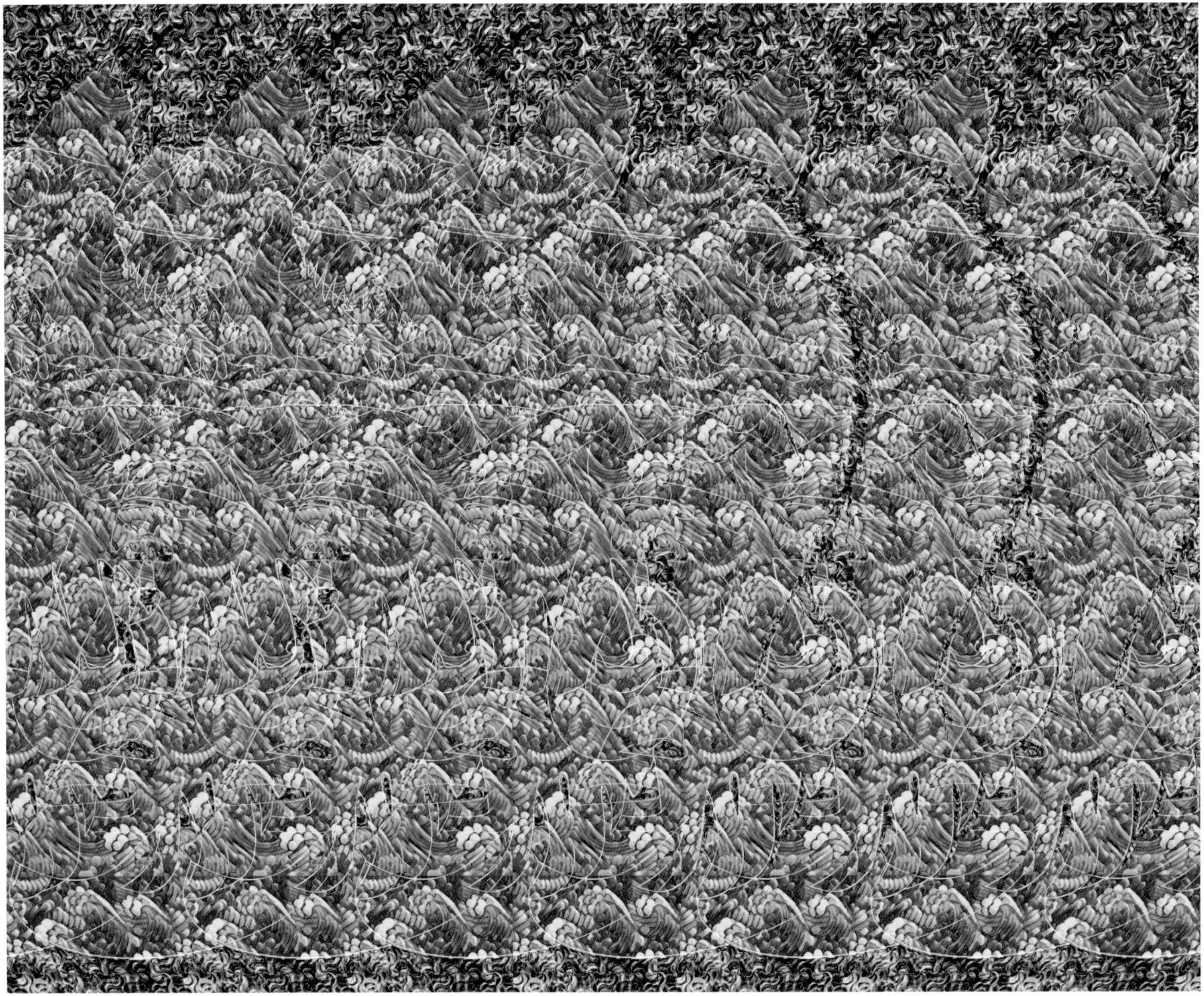

Chameleon 〈鮮やかな色に誤魔化されず細部までじっくり観察してください〉

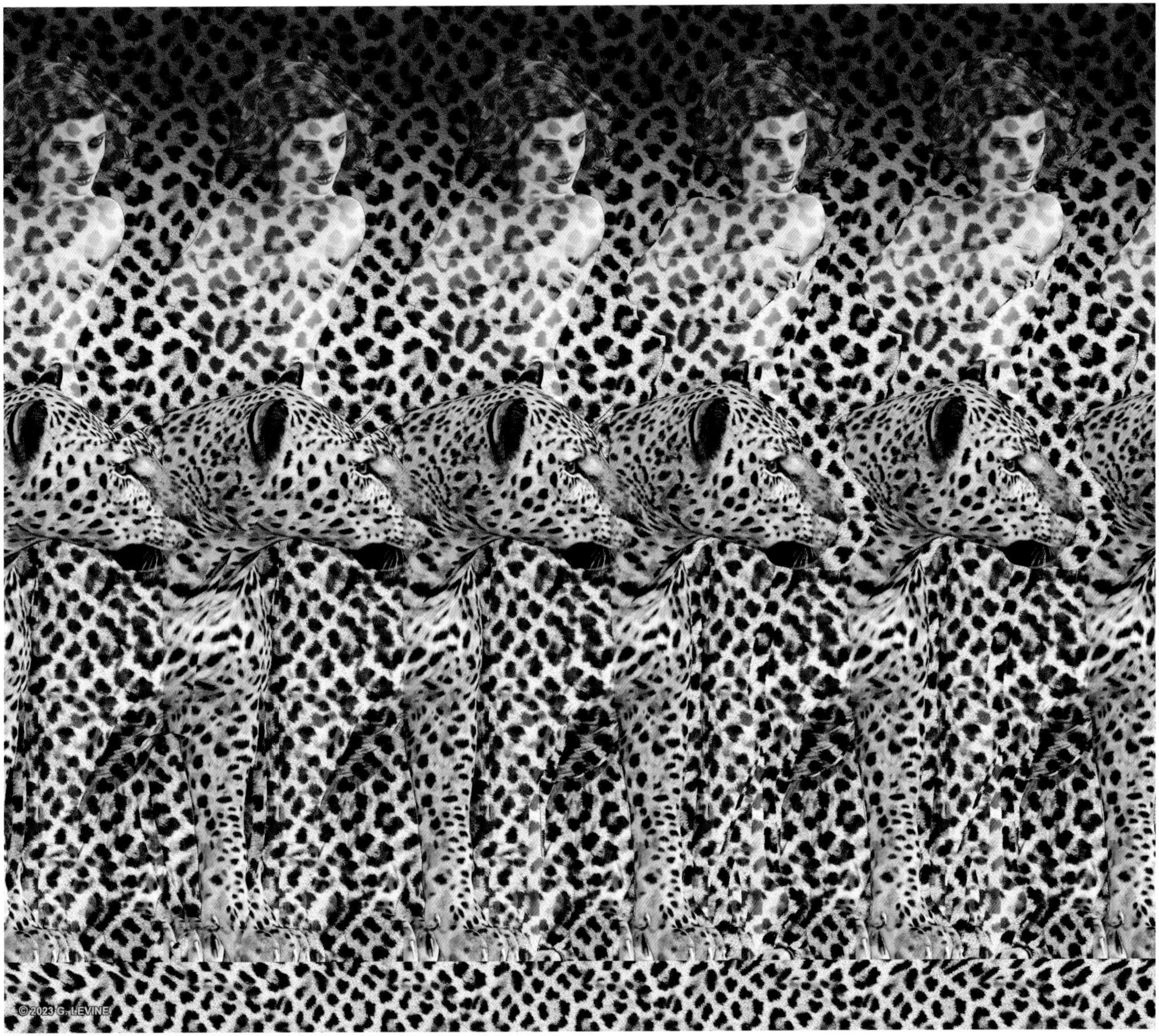

Spot Looks 〈豹柄が美しいイラストから浮かび上がるのは？〉

© Gene Levine

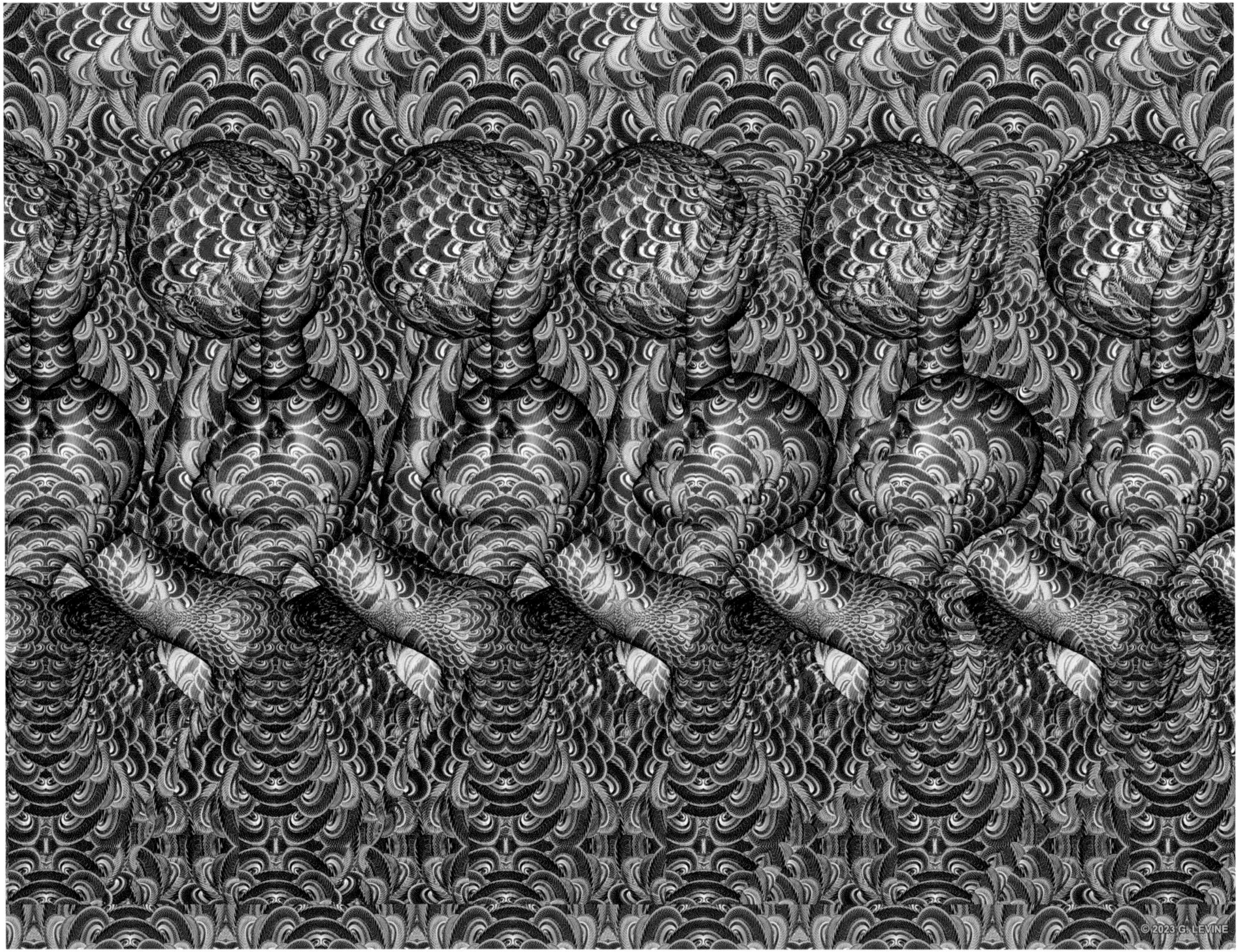

Player 〈ボールを受けとめた選手の勇姿〉

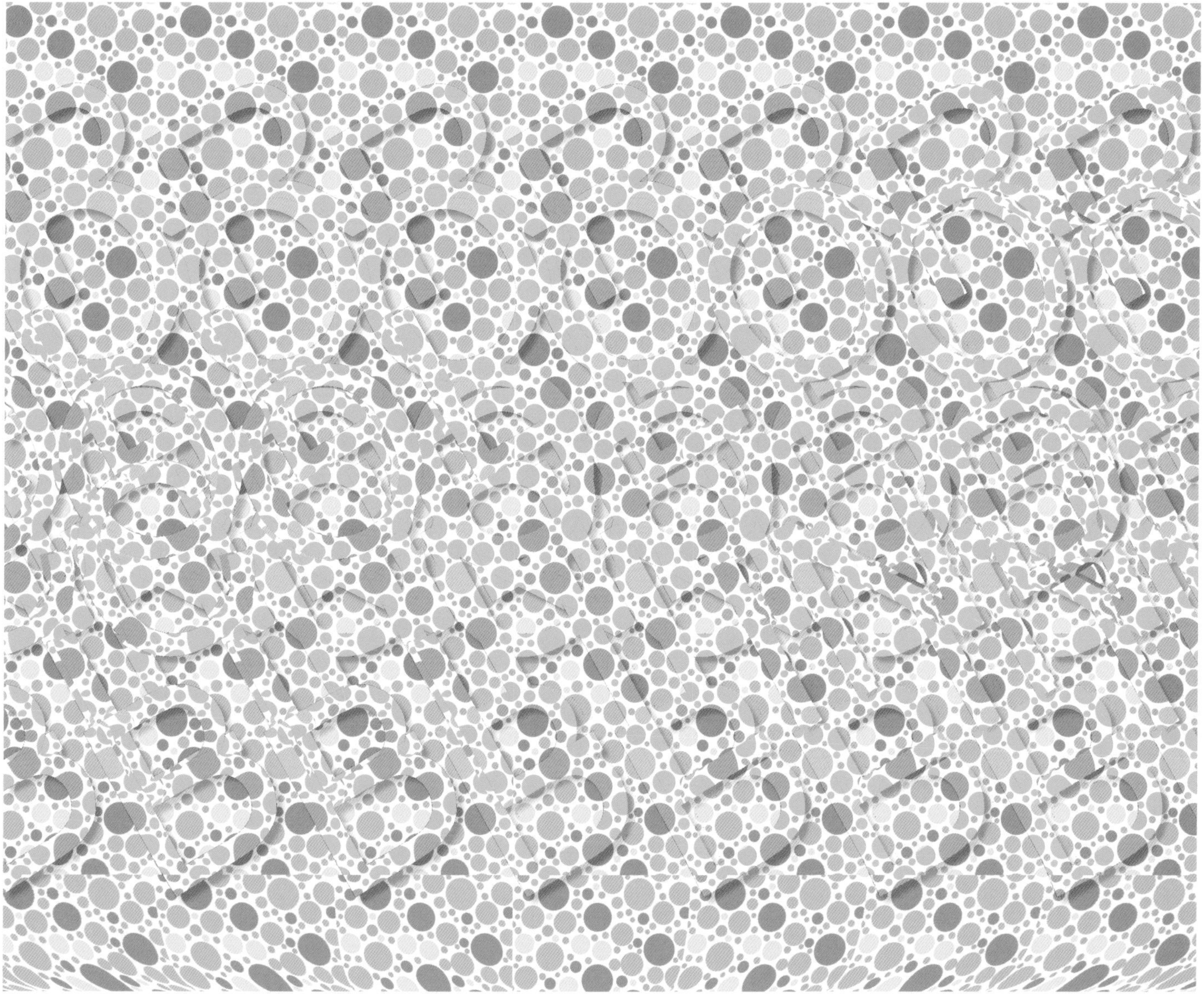

Color Blind 〈じっと見つめているとある文字が浮かんできます〉

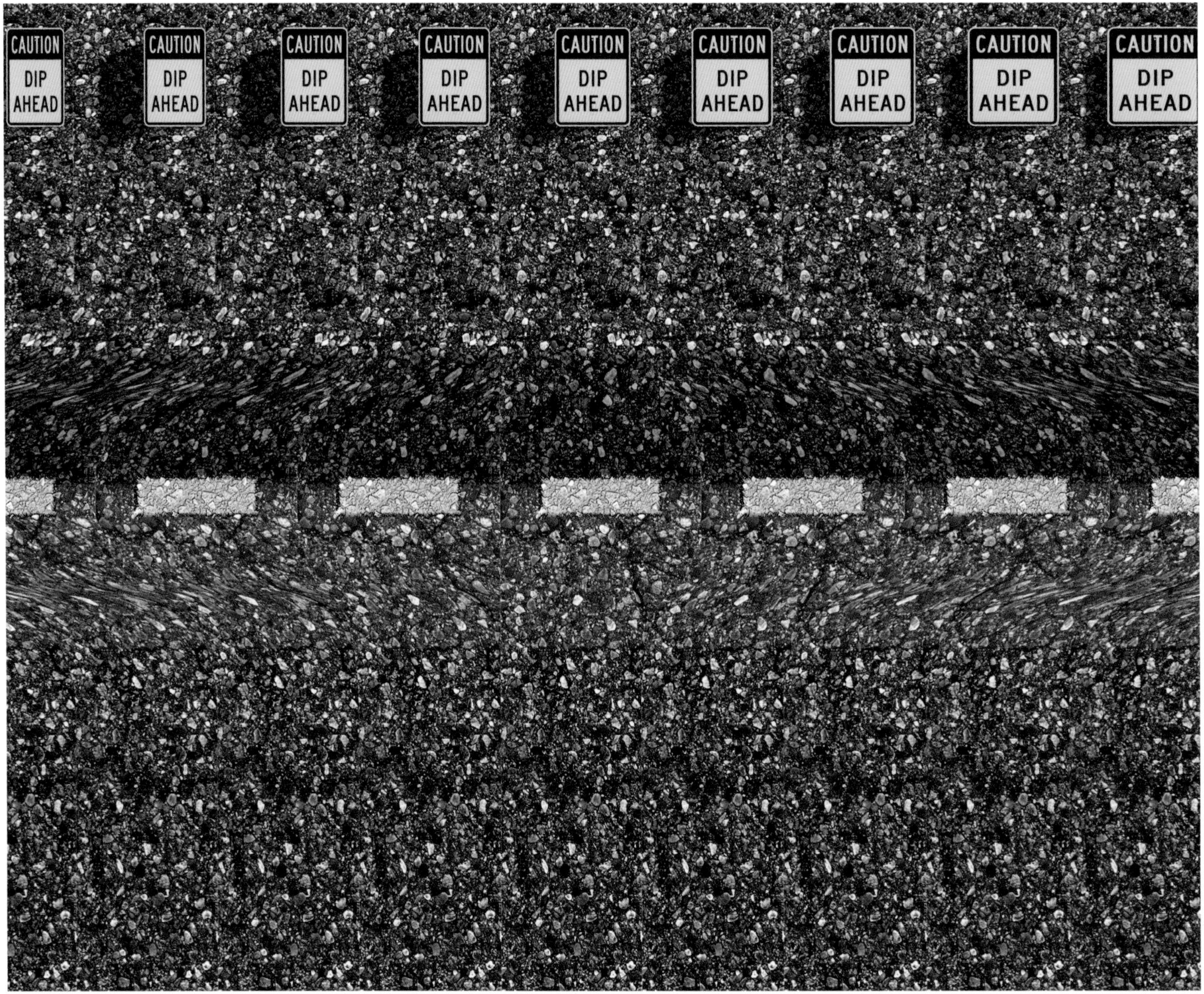

Dip Ahead 〈思っていたよりも深そうです〉

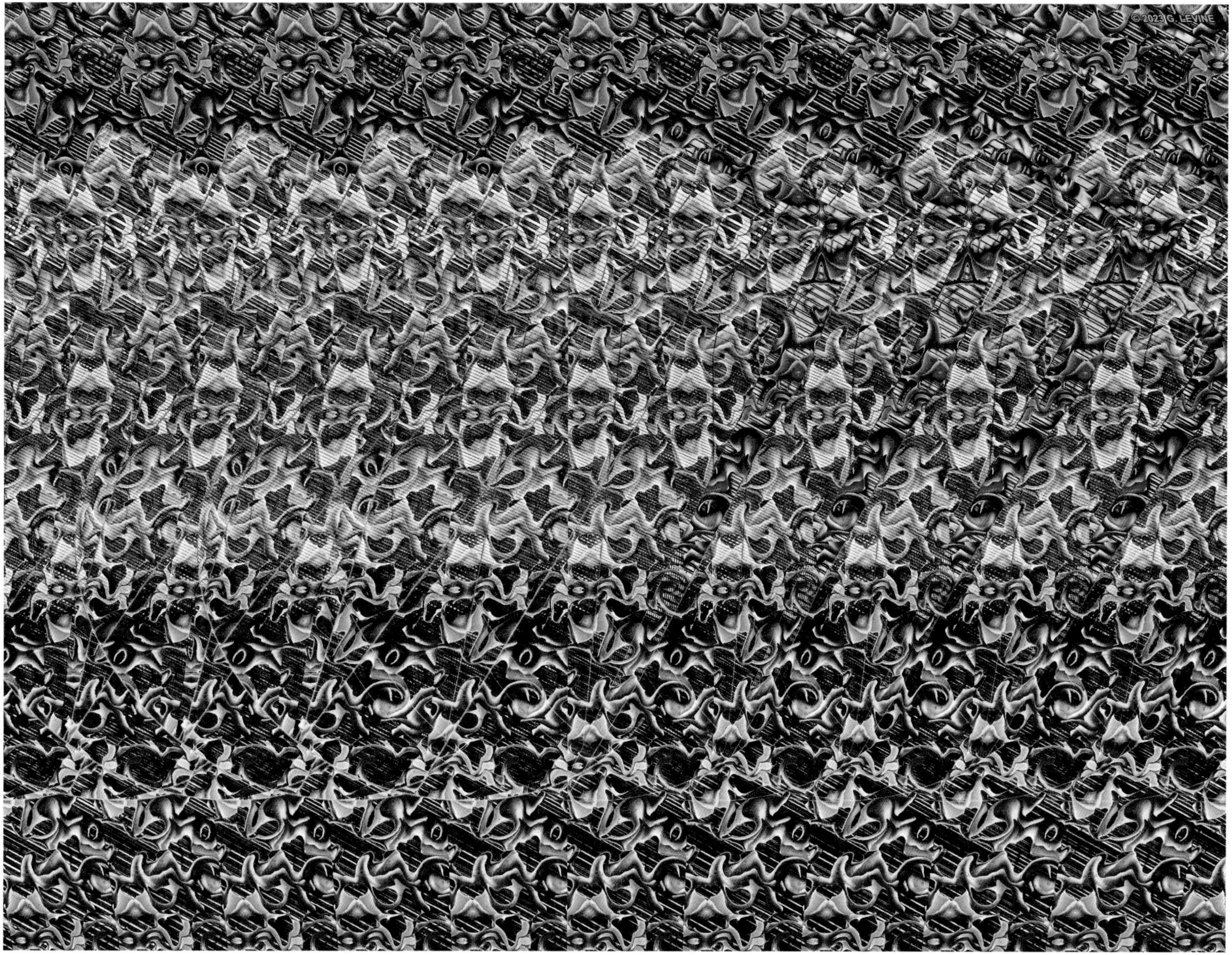

Round Hole 〈中央ばかりではなく右上の方にも注目を！〉

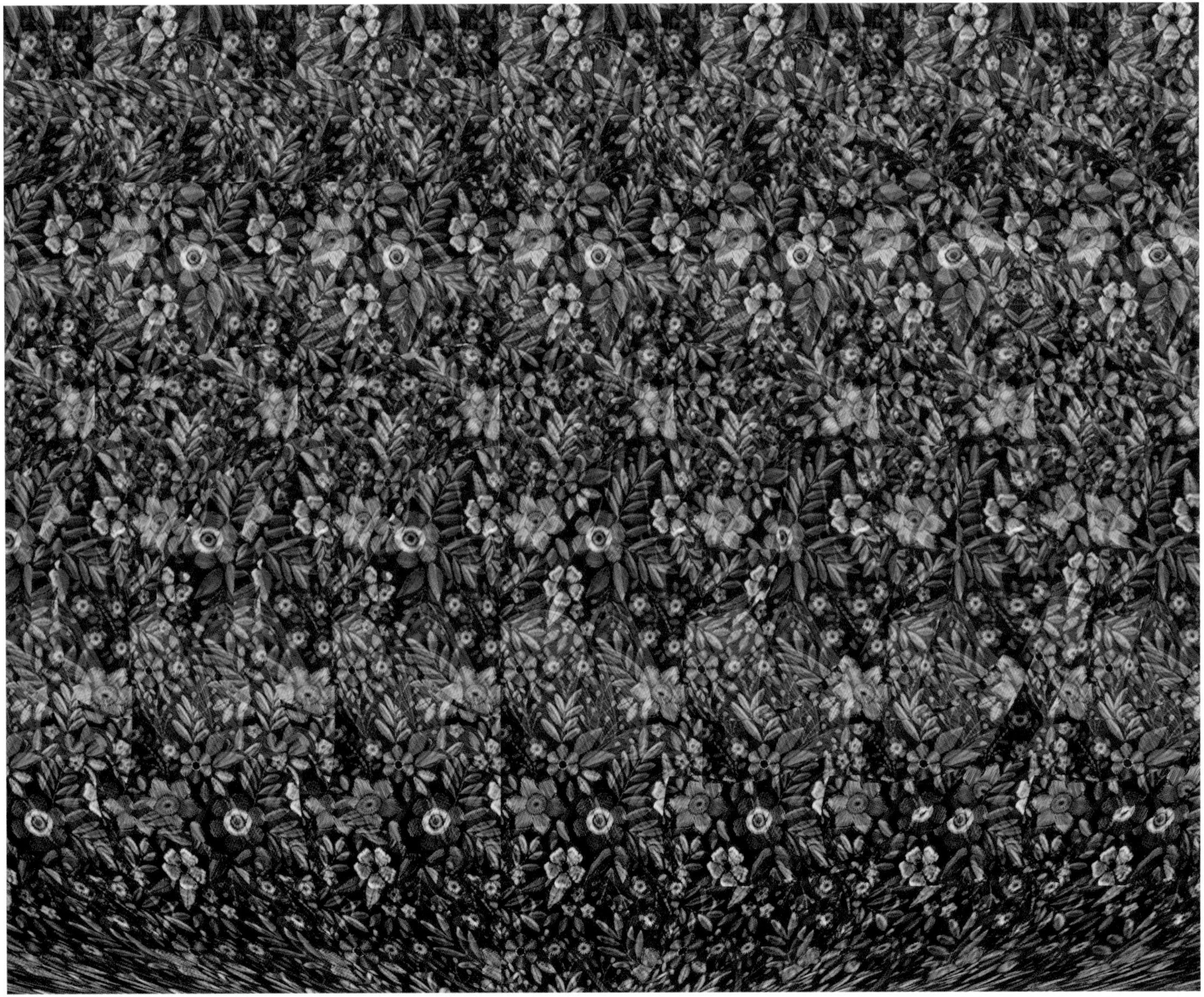

Spiraling Pipes 〈ぐるりと目で追いかけるように見てください〉

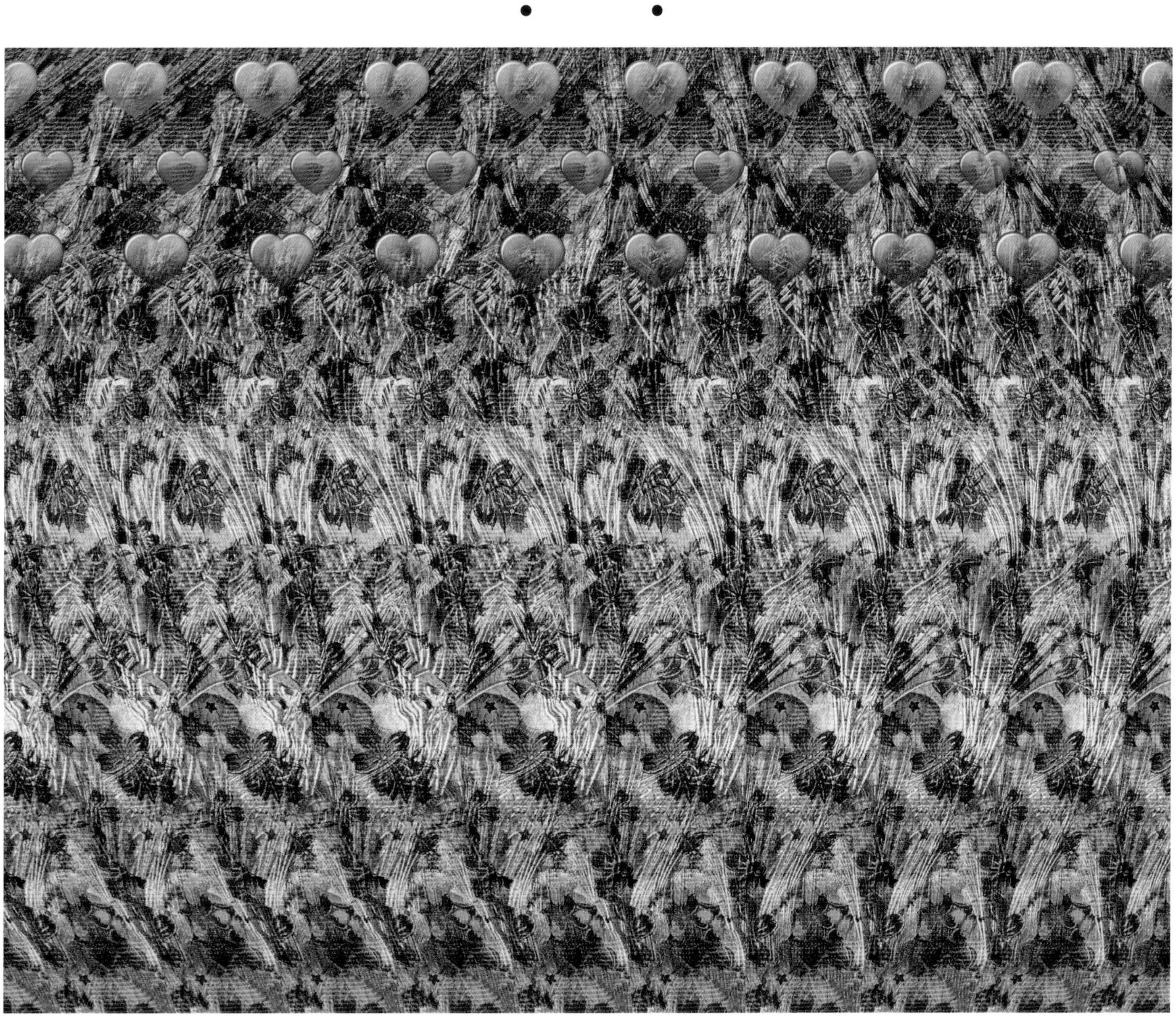

Love Hideaway 〈様々なハートを見つけてください〉

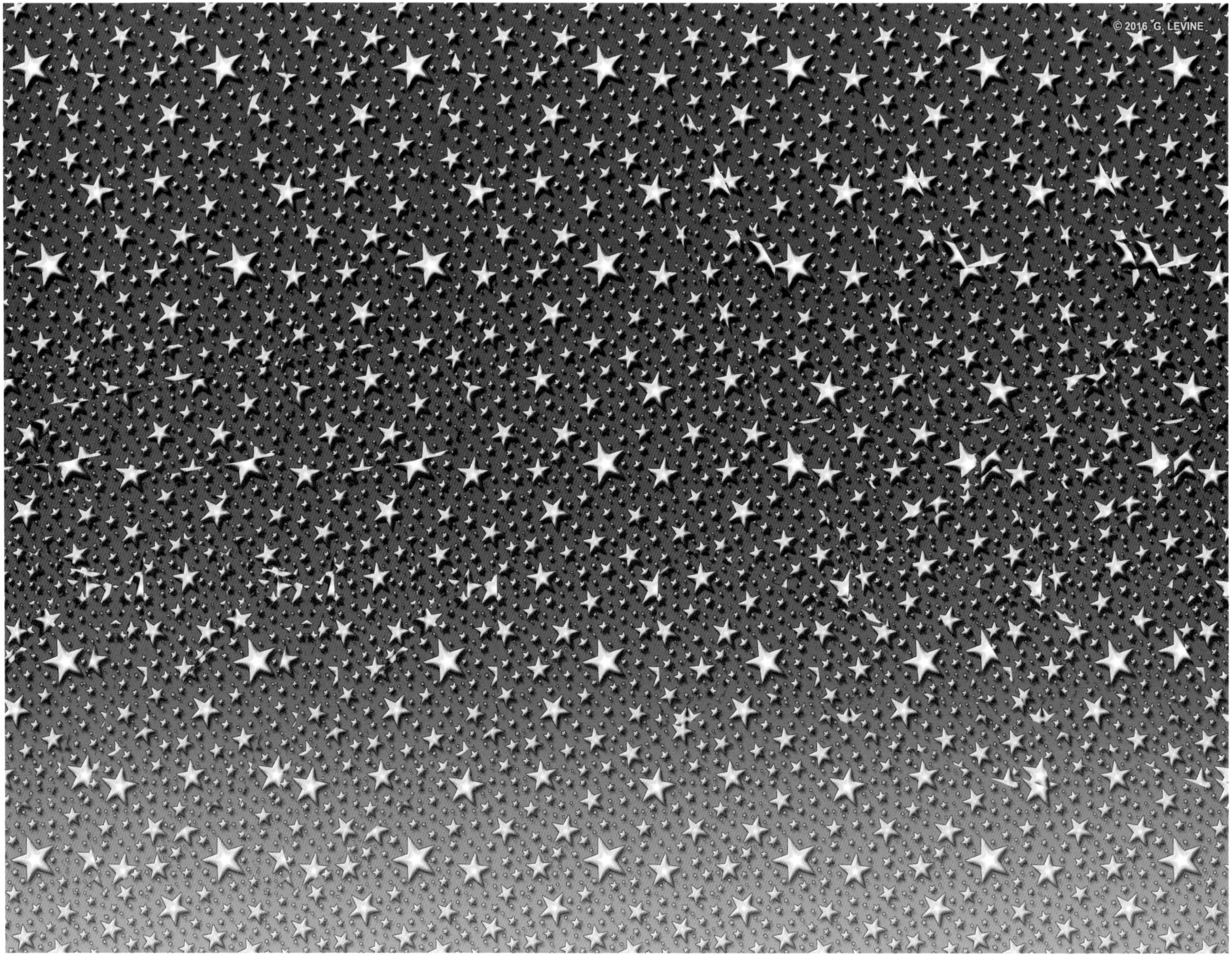

Star Cutter 〈大きな星が浮かんできます〉

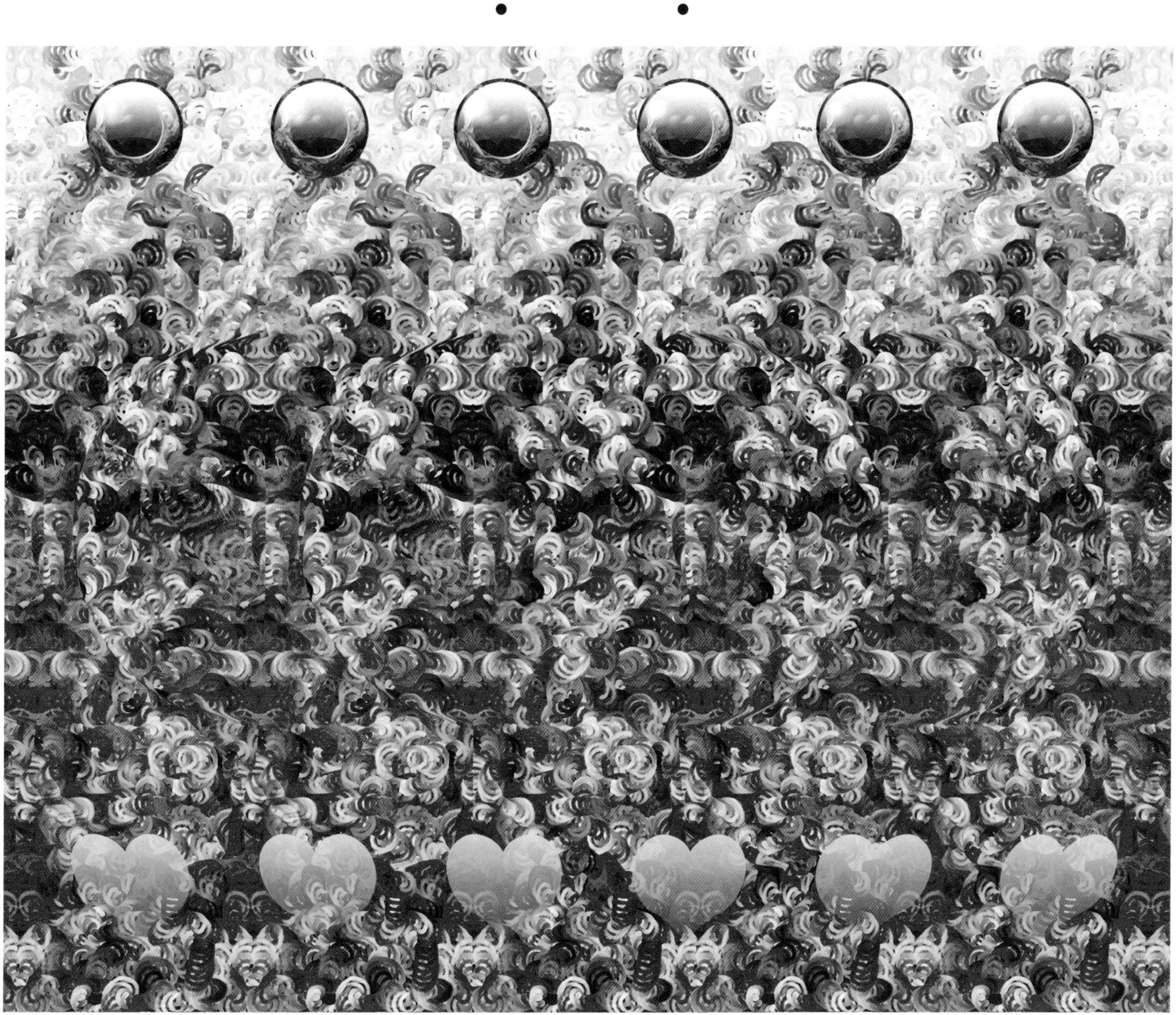

Magic-Heart 〈浮き上がって来る模様のヒントは上部にあります〉

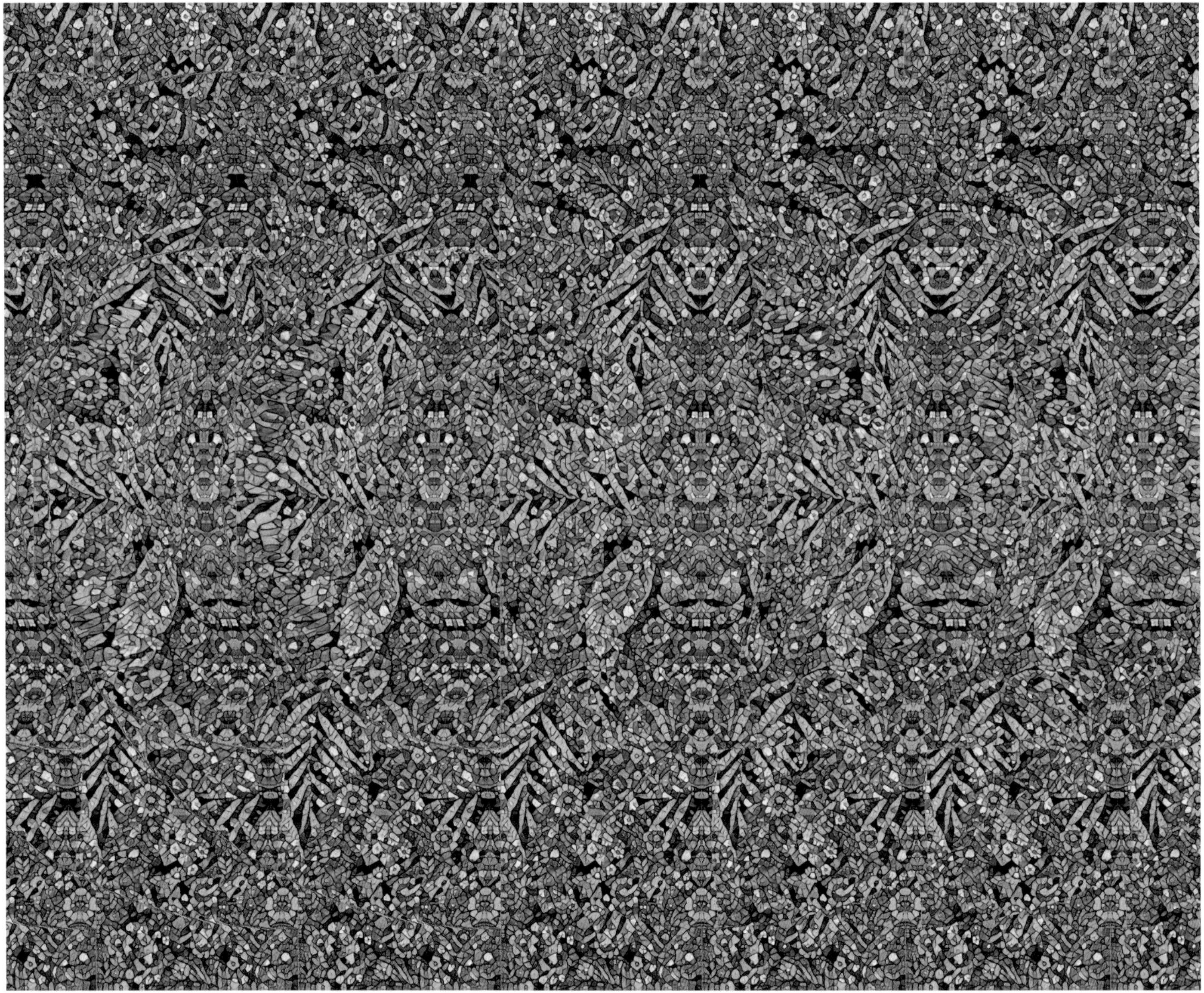

Crazy Deep Spiral　〈3Dならではの立体感のある螺旋をお楽しみください〉

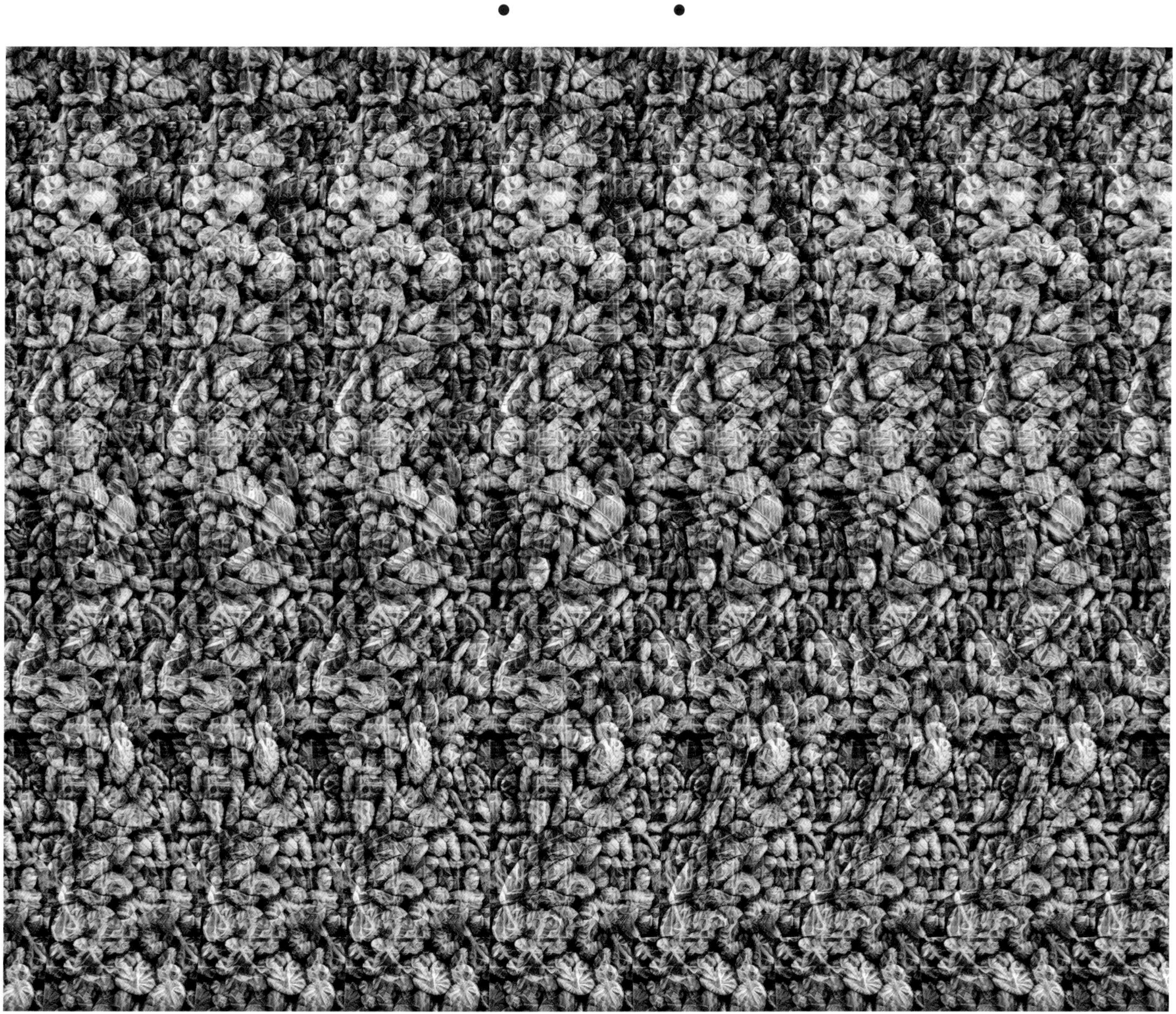

Inside Out Yin & yang 〈陰陽模様の奇妙なうねりが見えますか？〉

© Gary Priester

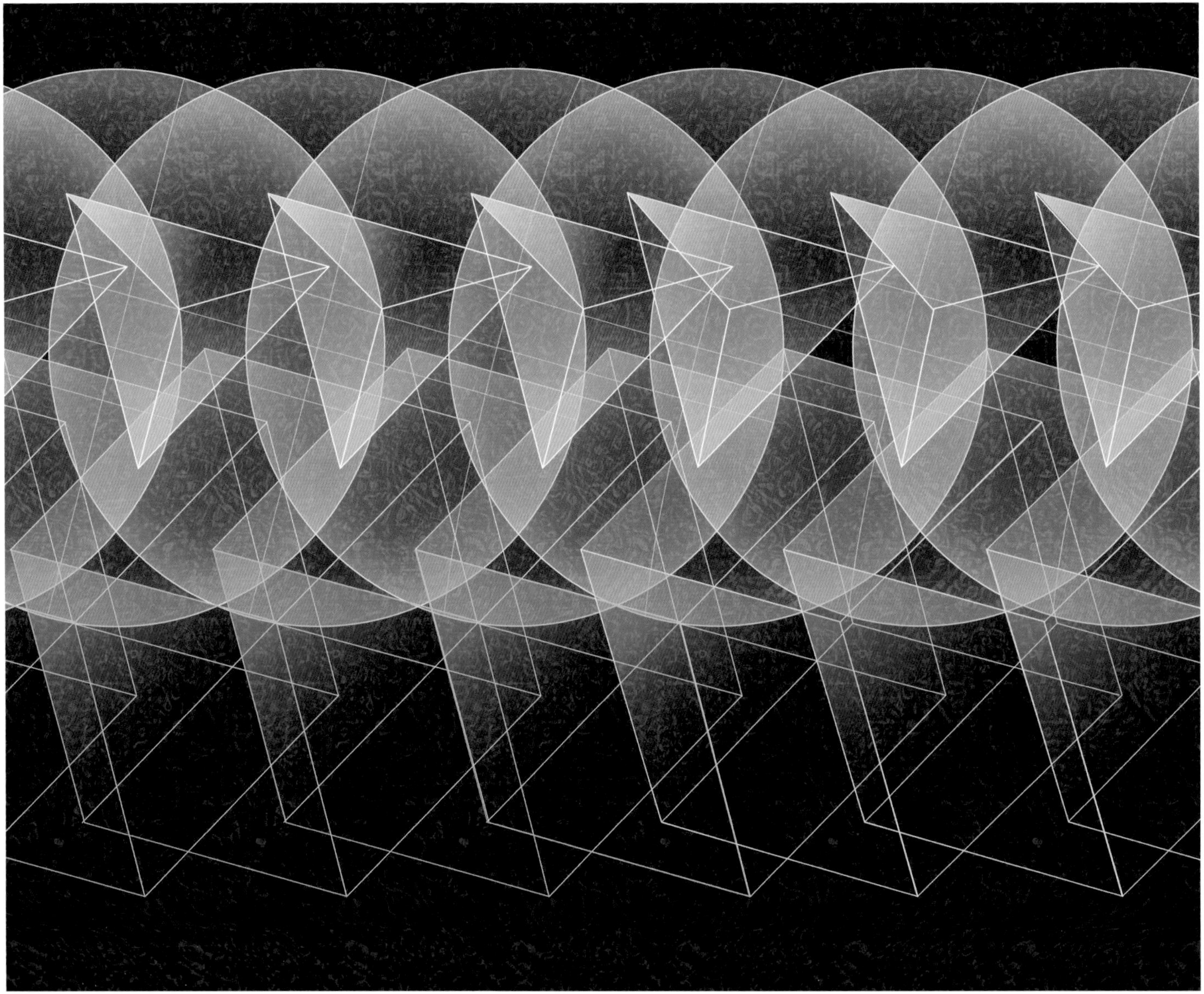

Sphere Cube Triangle 〈浮かんでくるのはシンプルな3つの図形〉

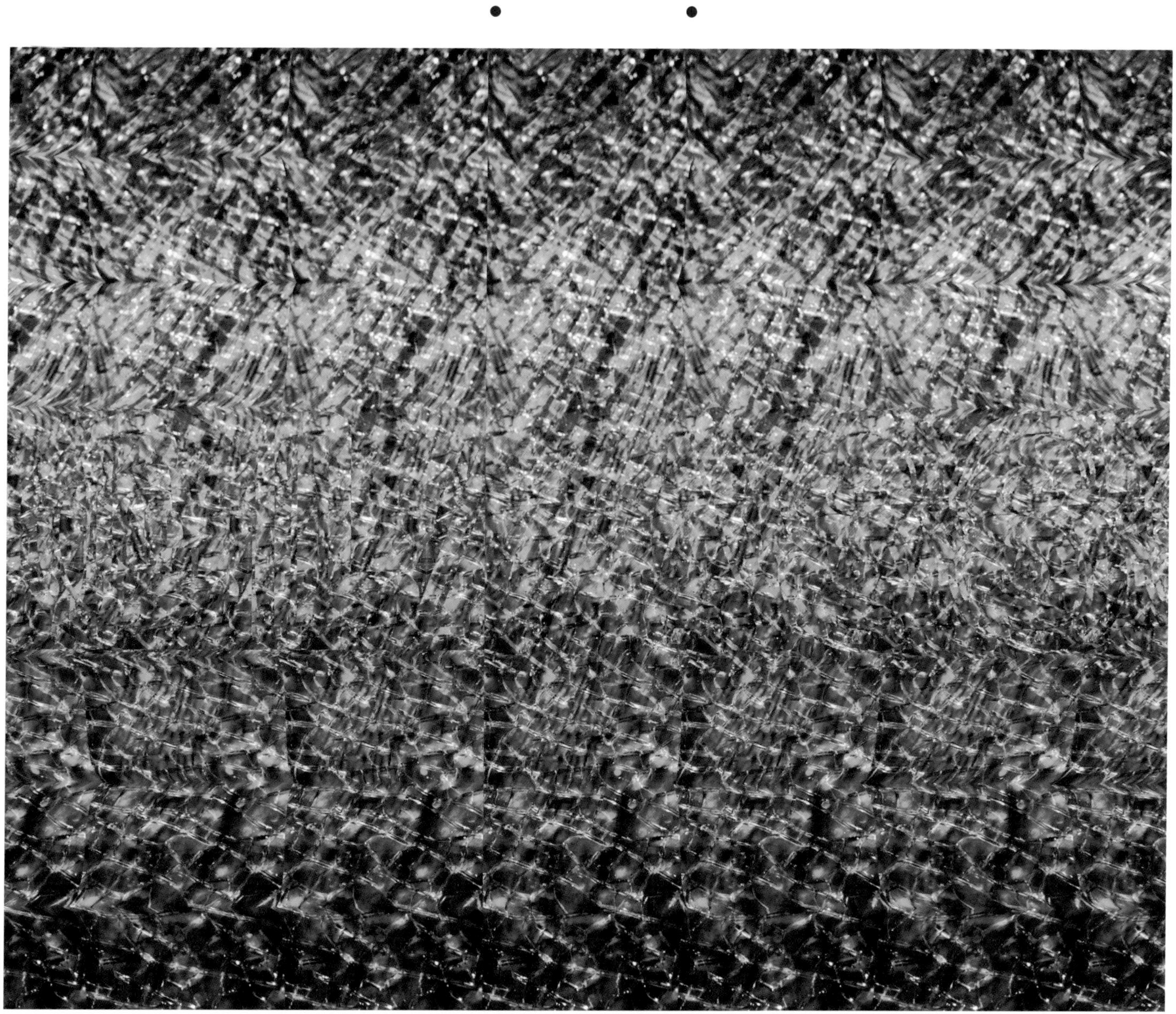

Glass 〈一見わかりにくいですがよく見ると文字が……〉

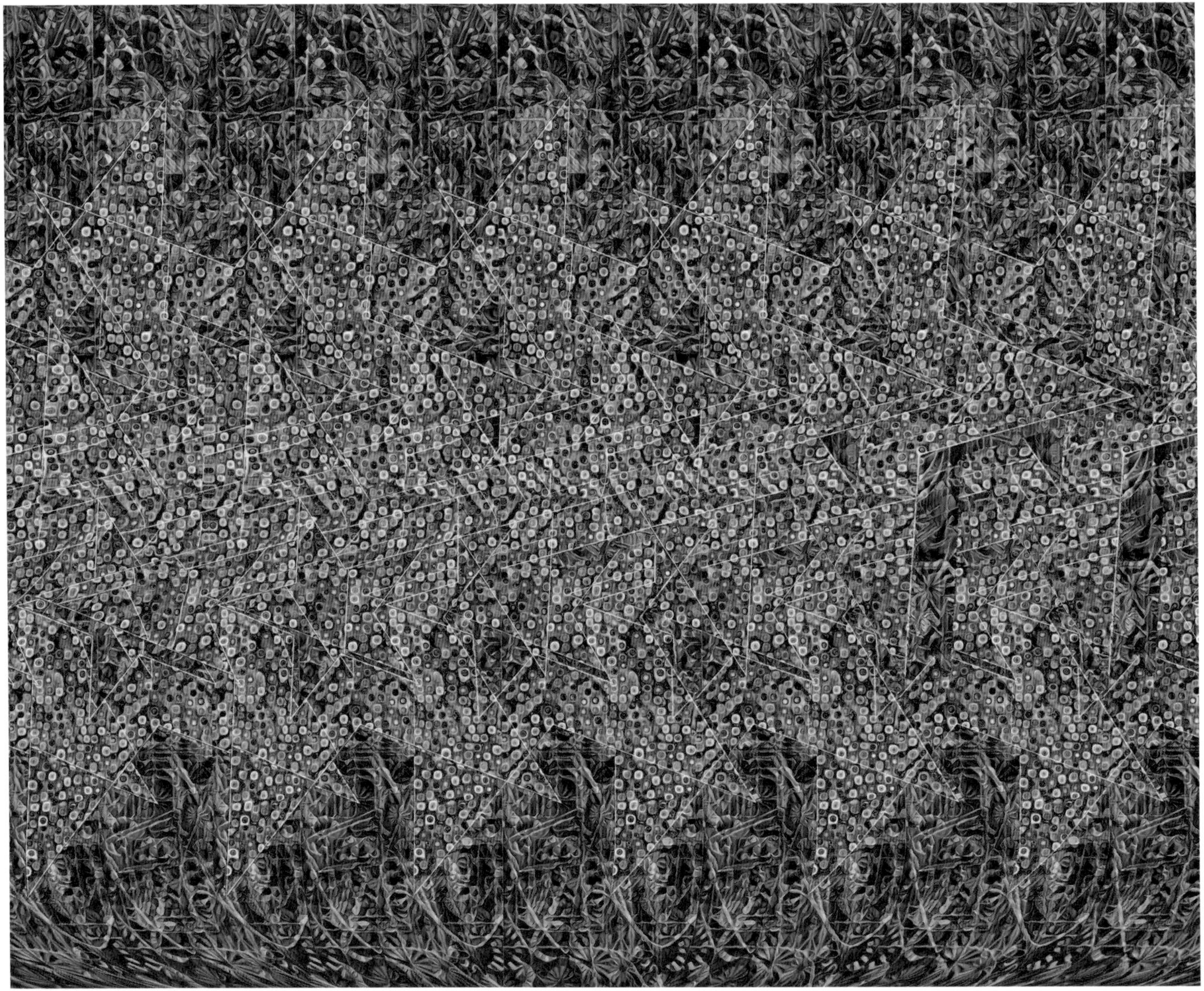

Star Dance 〈繋がった星の線をいつまでも目で追いたくなります〉

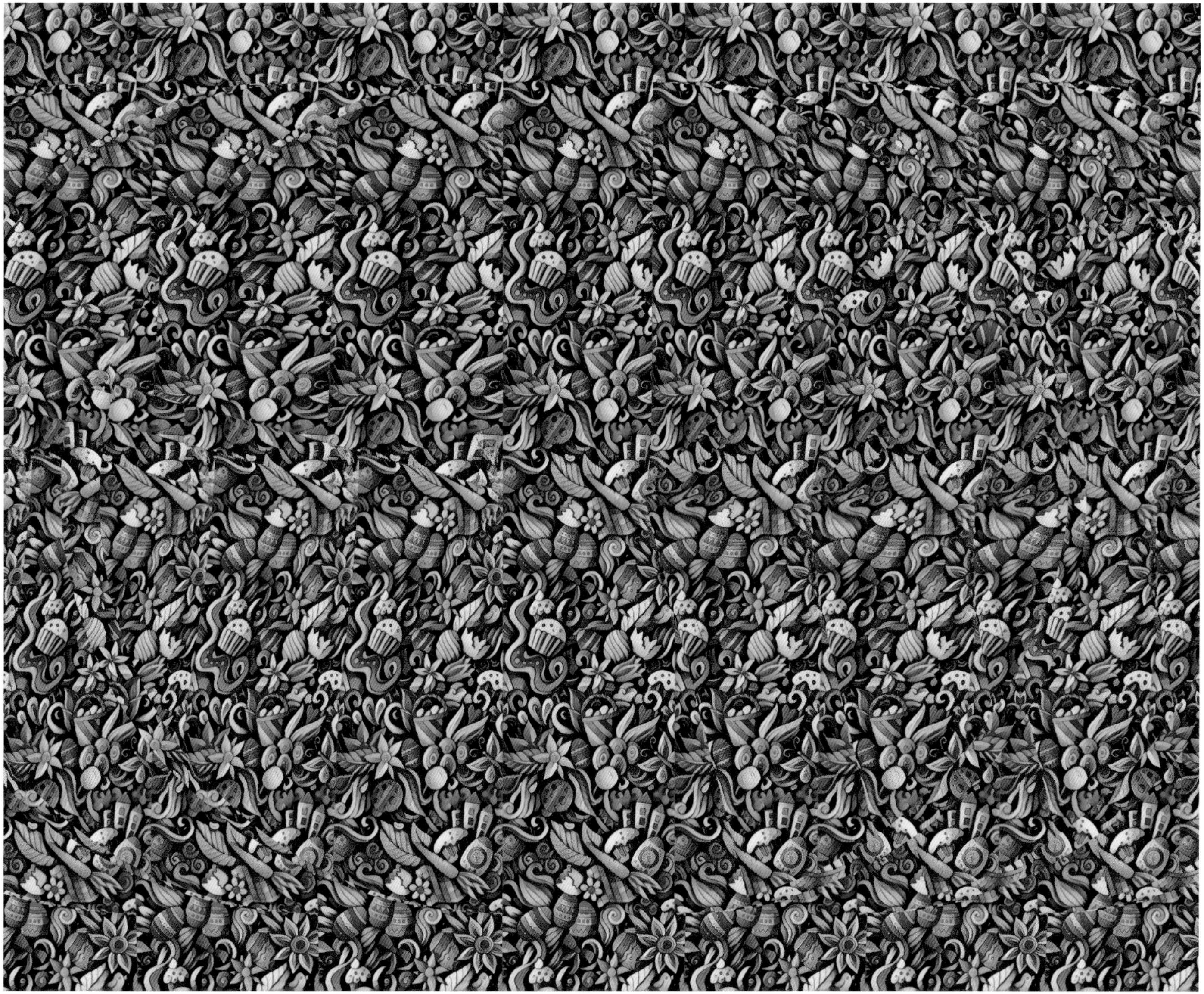

Spinner 〈ぐるぐる回ってしまいそうなイラストです〉

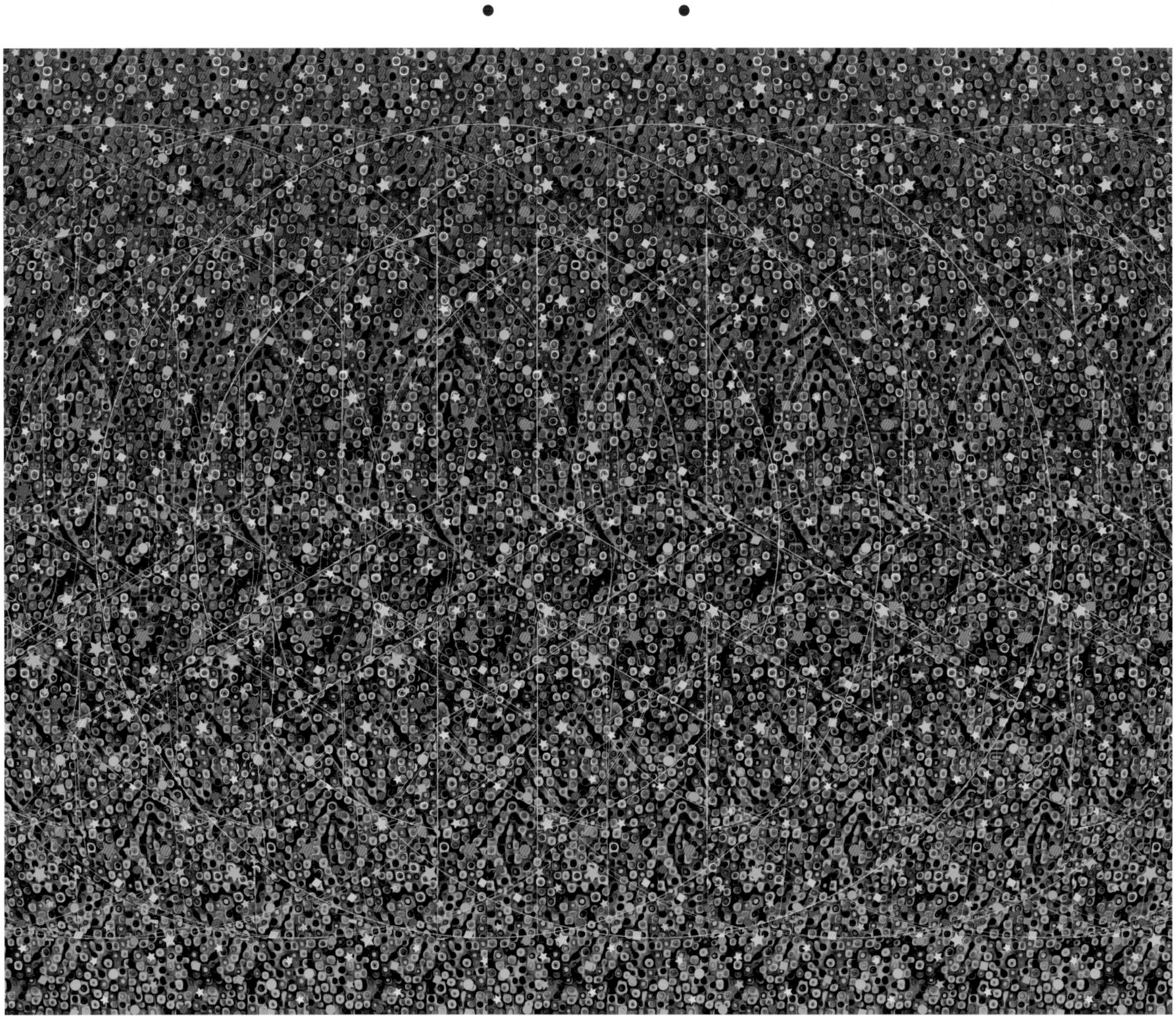

Peaceful Fantasy 〈平和を象徴するアイコンが浮かんできます〉

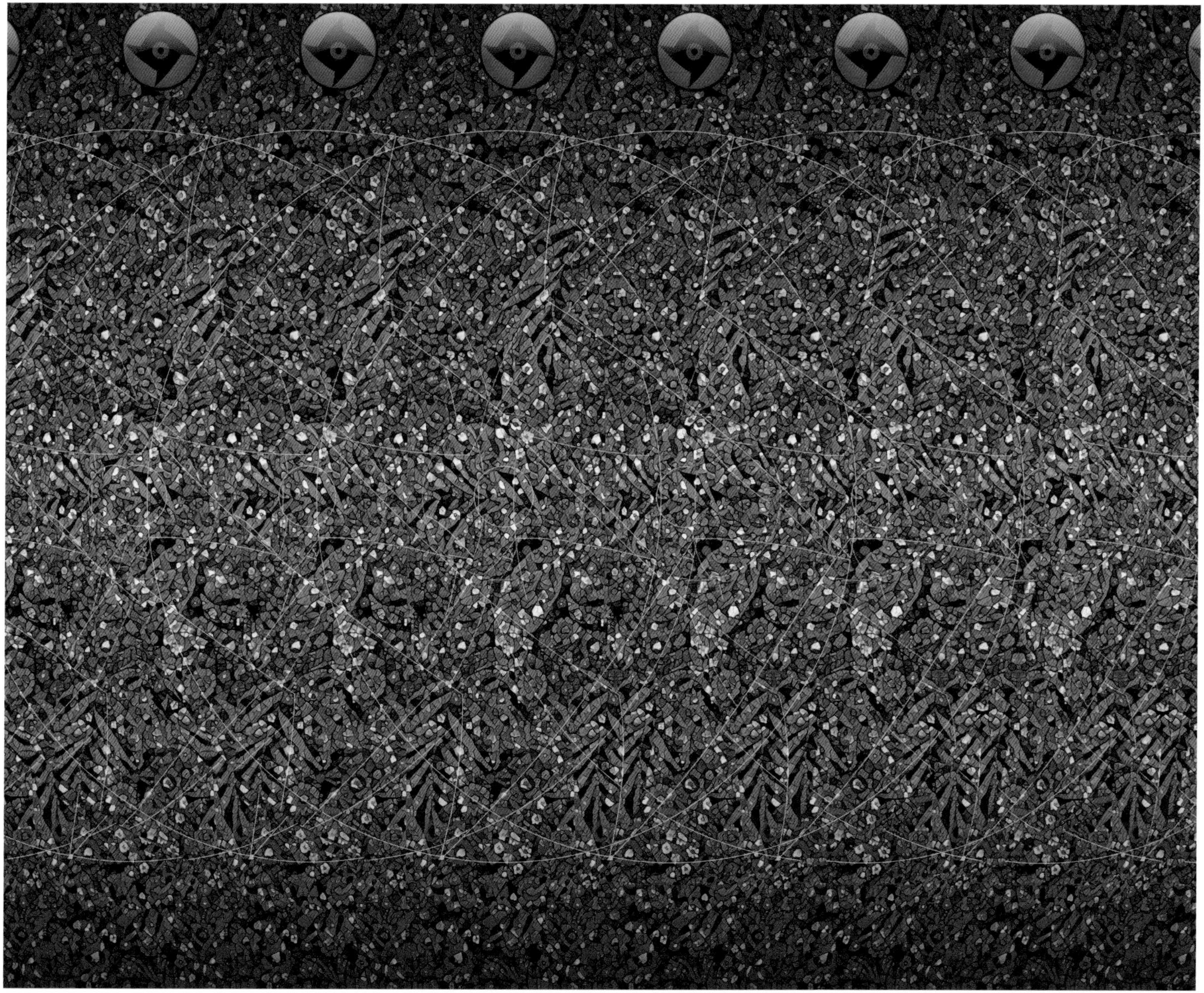

Sharingan Eye Shisui　〈アメリカでも人気の手裏剣がモチーフになっています〉

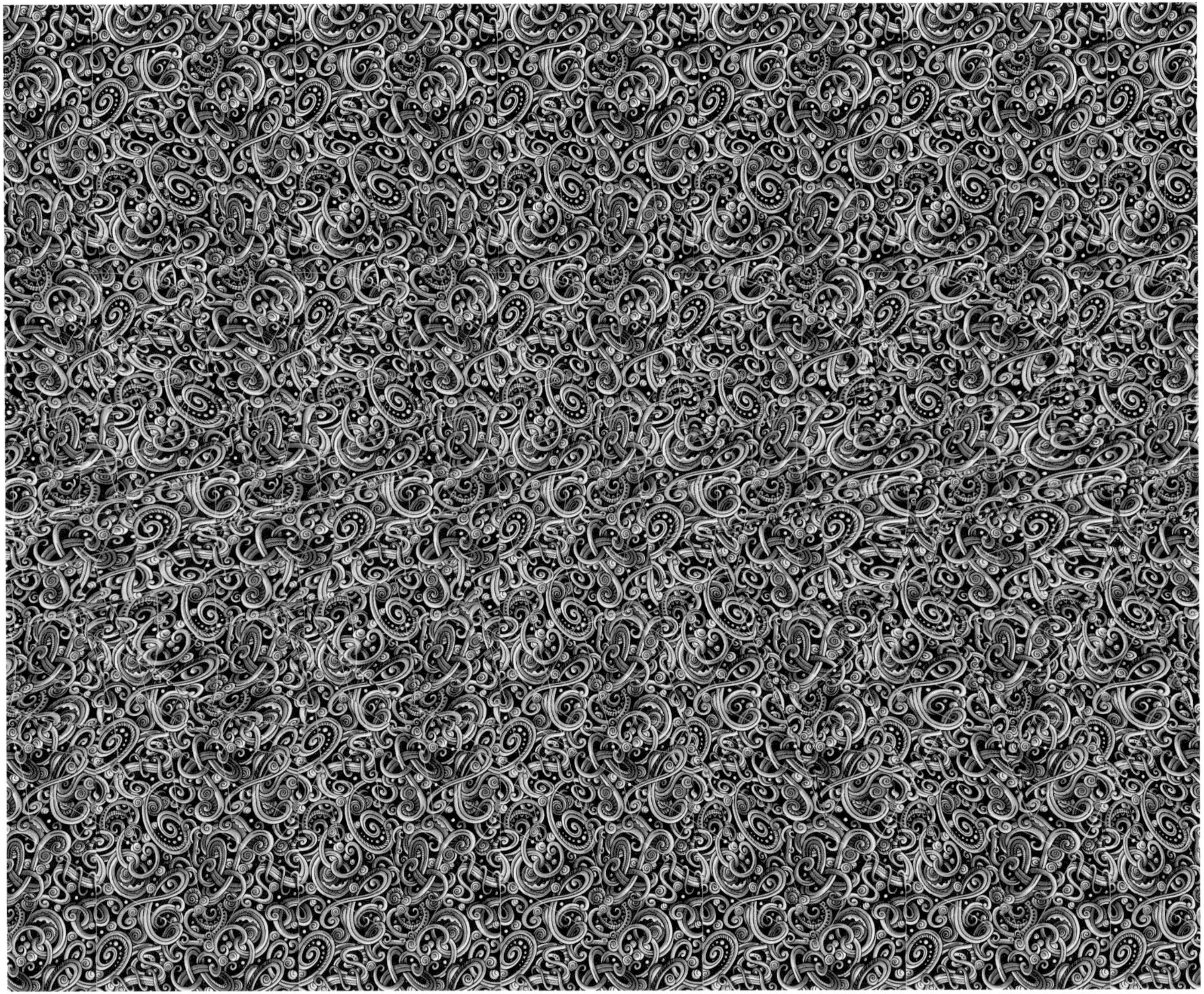

Pyramid and Sphere　〈四角錐の中にも立体物が入っています〉

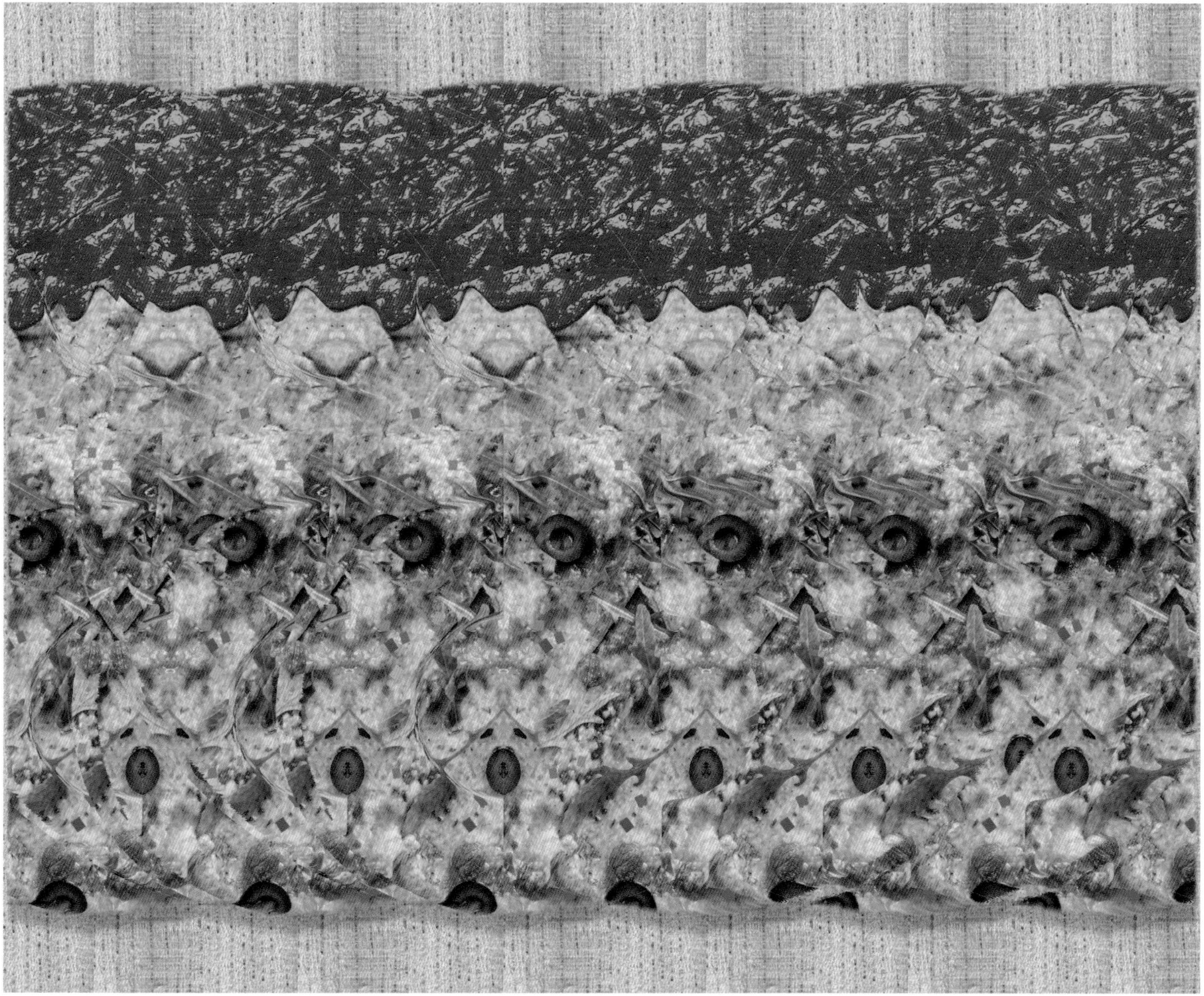

Yin & yang Pizza 〈浮かび上がってくるピザはある模様になっていて……〉

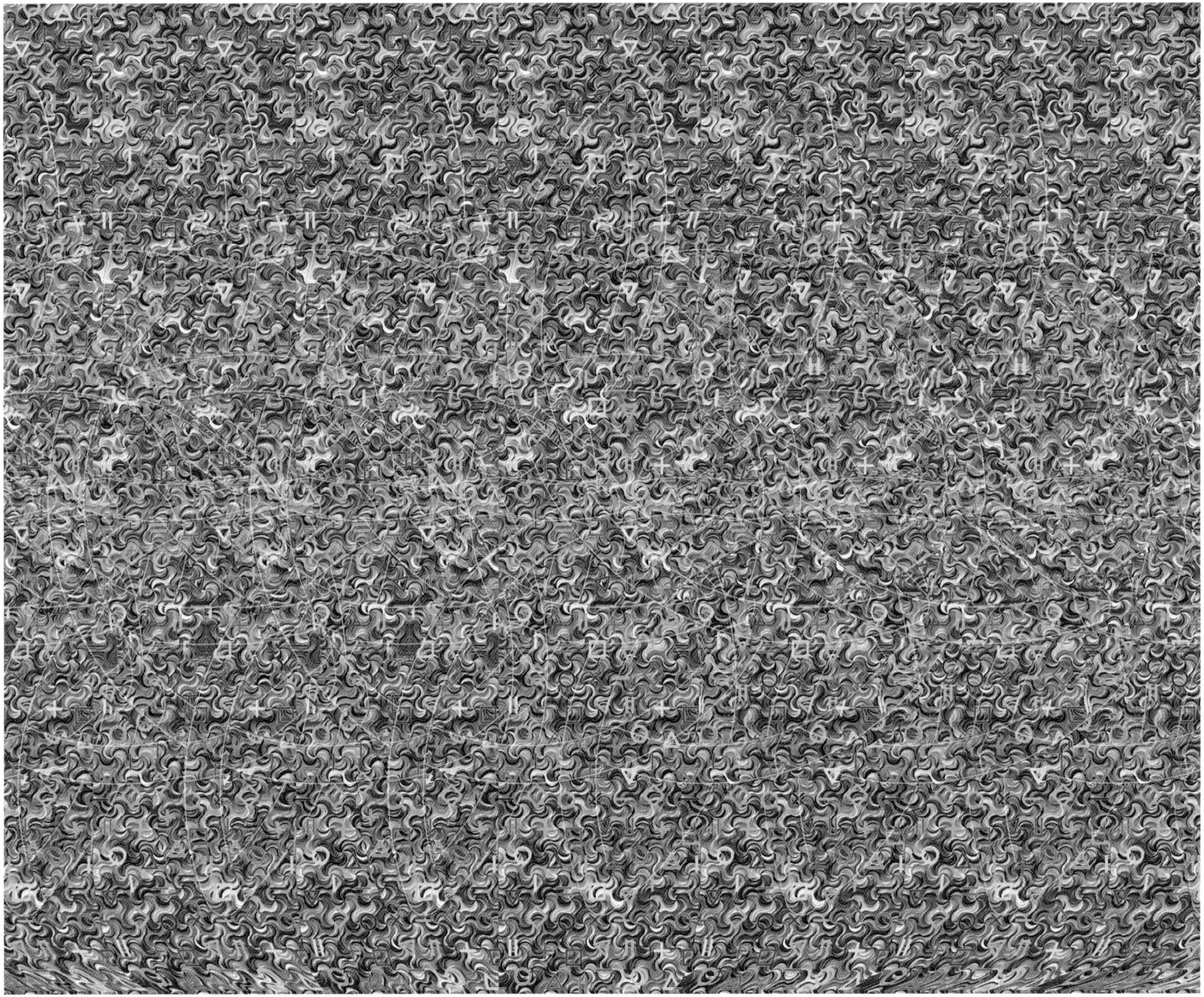

4 Loop Celtic Knot 〈ループする線の流れを目で追って見ましょう〉

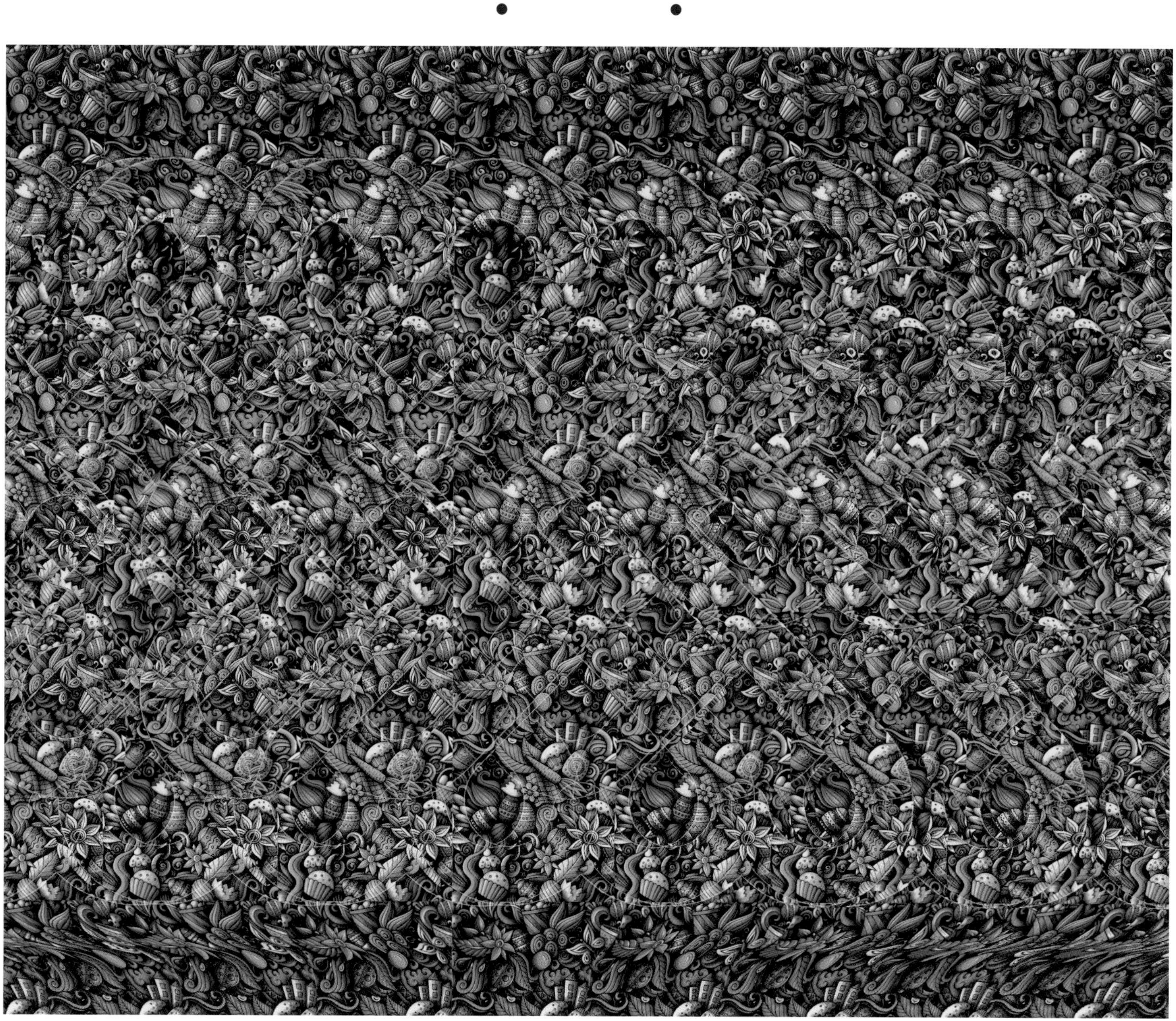

Four Hearts　〈浮き上がるのは4つの……〉

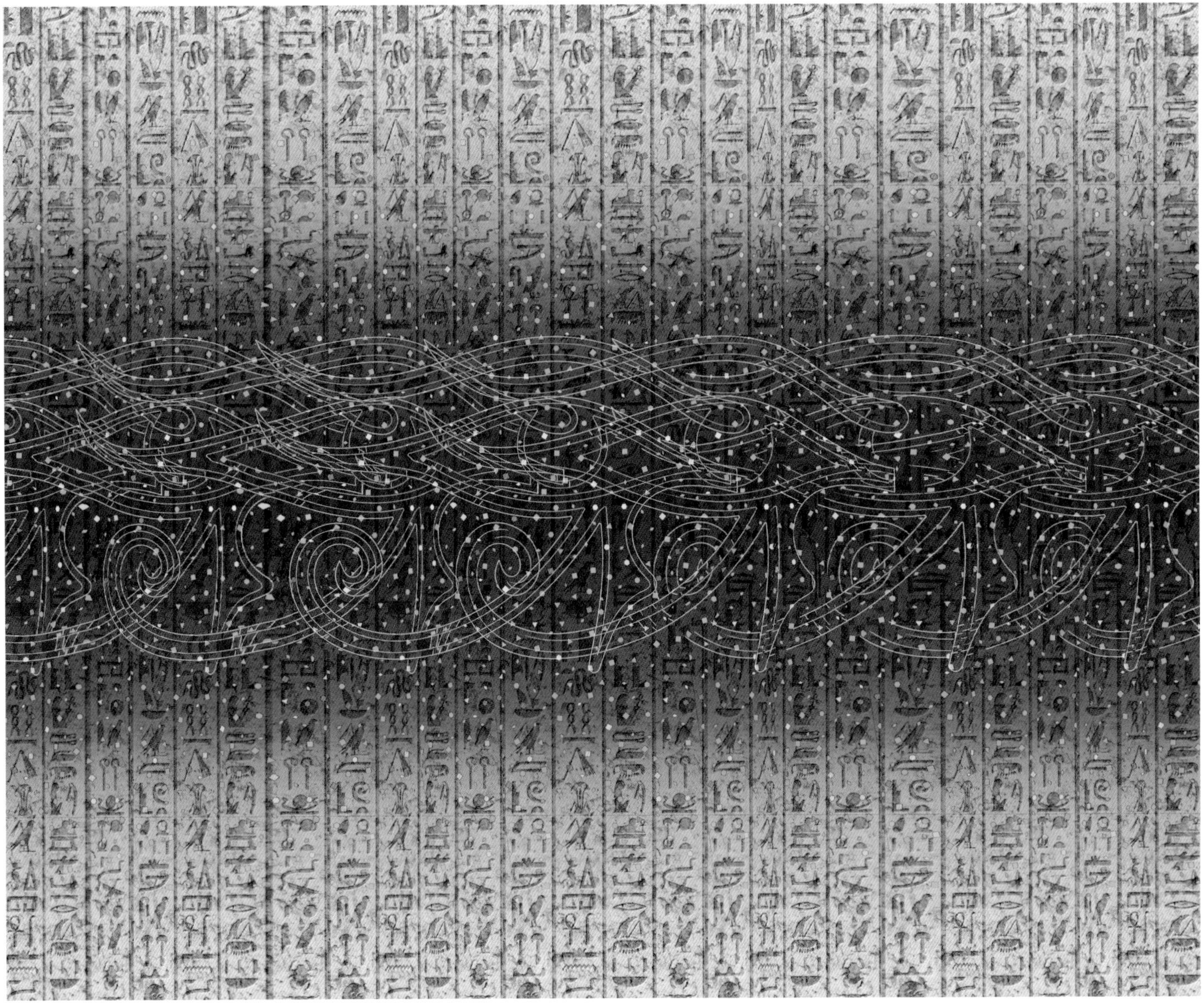

Egyptian Mystery 〈波打つ背景からこちらを見返してくるのは……〉

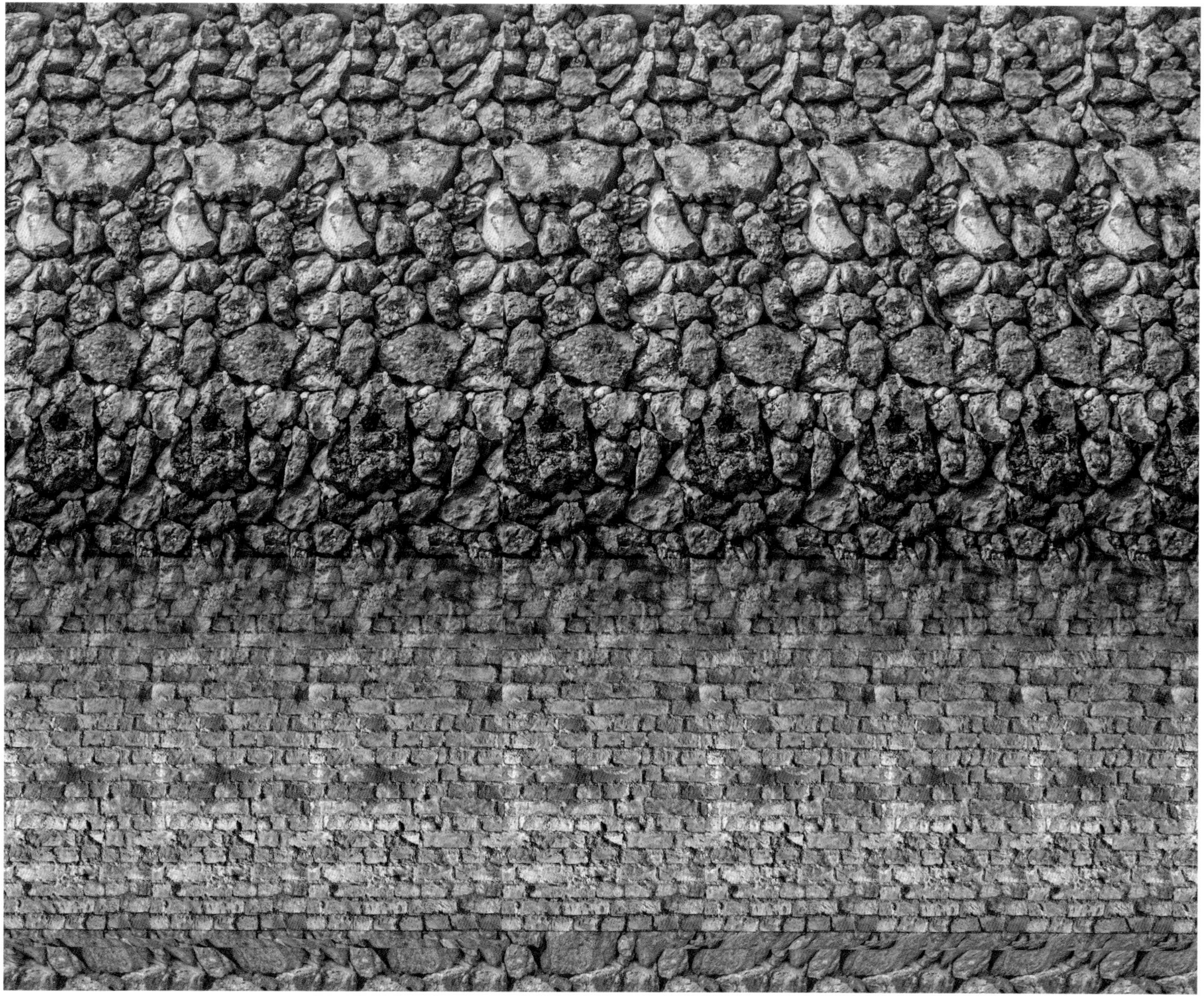

Turn to the Right 〈奥行きを感じられるこのトンネルはどこへ続いているのでしょう〉

解答

Answers

こんなふうに見えましたか？

イラストを立体視したときに見えてくるもののイメージです。
すべて平行法で見たときのものです。
★印のイラストは、かくされたイメージが浮き出るものではなく、
イラストがそのまま立体的に見える「マジカル・アイ」です。

P10

Book Shelves

平行法　奥行きが出て立体的になり、このような文字が浮き出て見えます

交差法　平行法とは凹凸が逆に見えます

P11

3D vs Dragon ★

平行法　奥行きが出て、立体的に見えます

交差法　平行法とは凹凸が逆に見えます

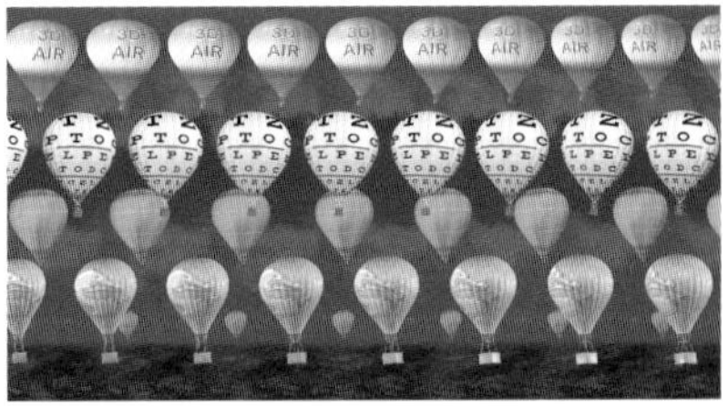

P12

Trans World 3D

平行法　「地球」が、手前に浮き出て見えます

交差法　平行法とは凹凸が逆に見えます

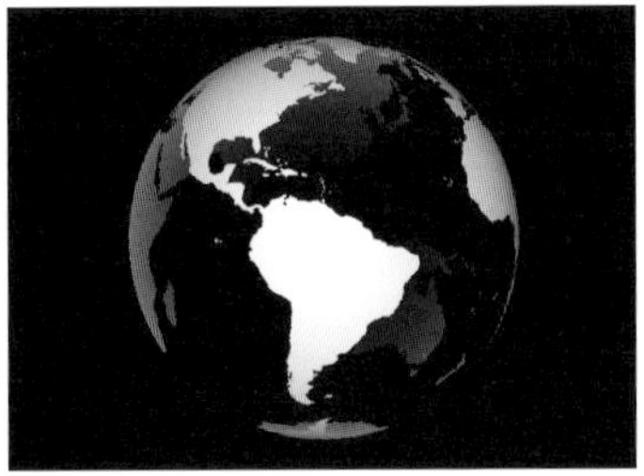

P13

Star Crossed

平行法　「星」が2つ、手前に浮き出て見えます

交差法　平行法とは凹凸が逆に見えます

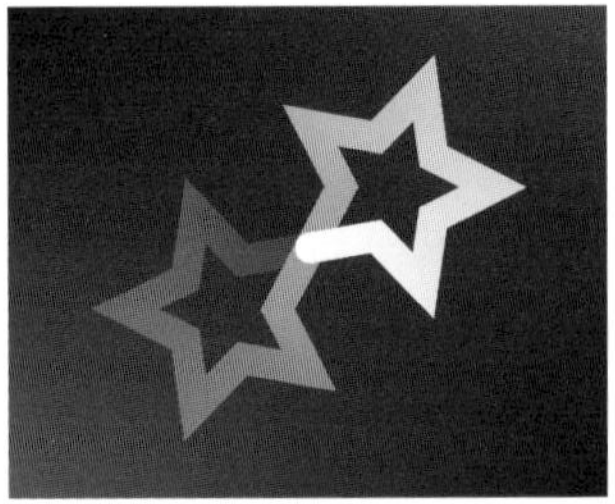

P14

Change

平行法　奥行きが出て立体的になり、このような文字が浮き出て見えます

交差法　平行法とは凹凸が逆に見えます

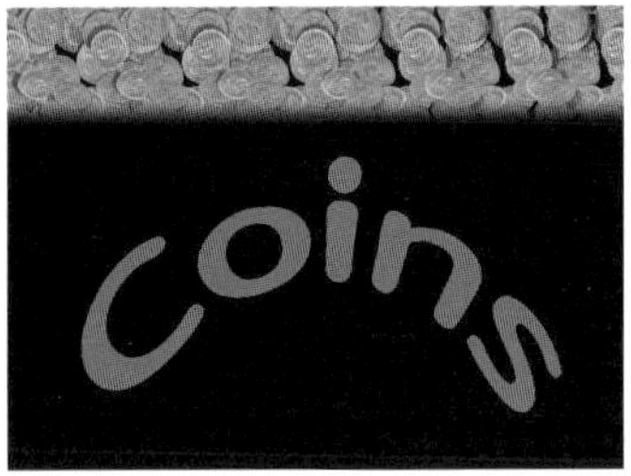

P15

Meditate

平行法　このような「手」が、手前に浮き出て見えます

交差法　平行法とは凹凸が逆に見えます

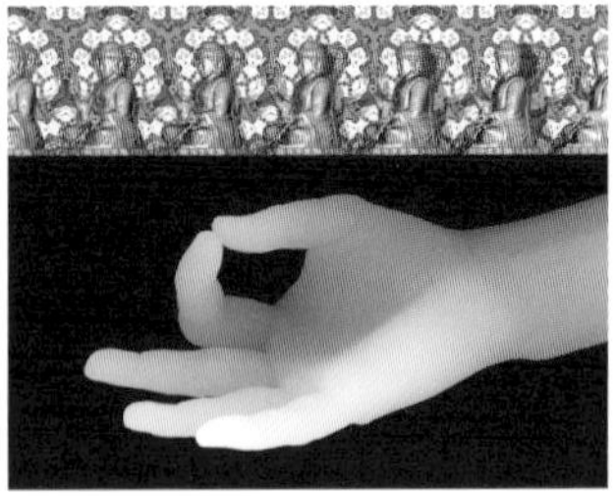

P16

The Lotus

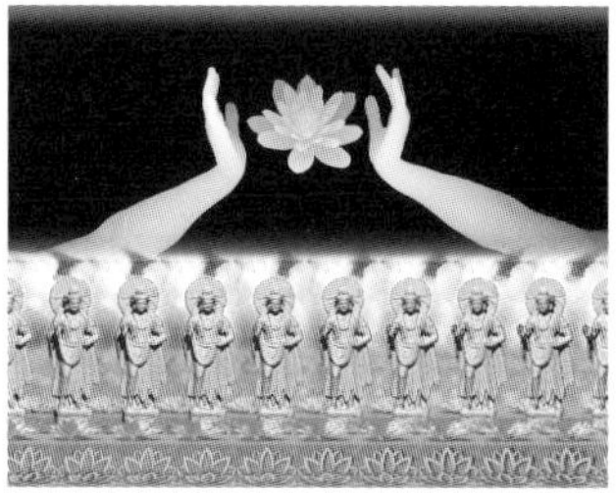

平行法　このような「手」と「花」が、手前に浮き出て見えます

交差法　平行法とは凹凸が逆に見えます

P17

Amoghasiddhi Buddha

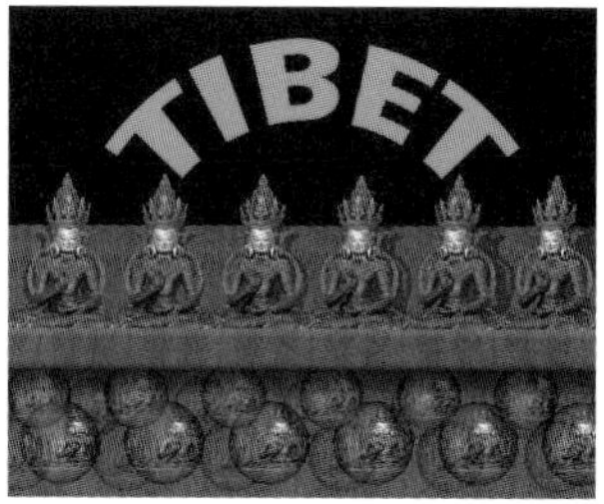

平行法　奥行きが出て立体的になり、このような文字が浮き出て見えます

交差法　平行法とは凹凸が逆に見えます

P18

Topography

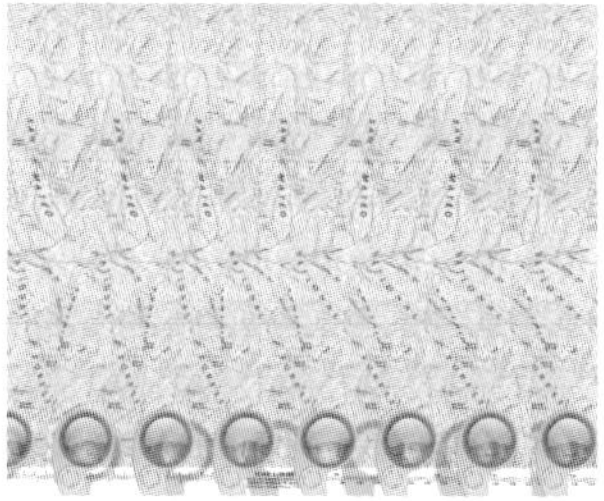

平行法　凹凸が立体的になり、浮き出て見えます

交差法　凹凸が立体的になり、奥に沈んで見えます

P19

Grand Canyon

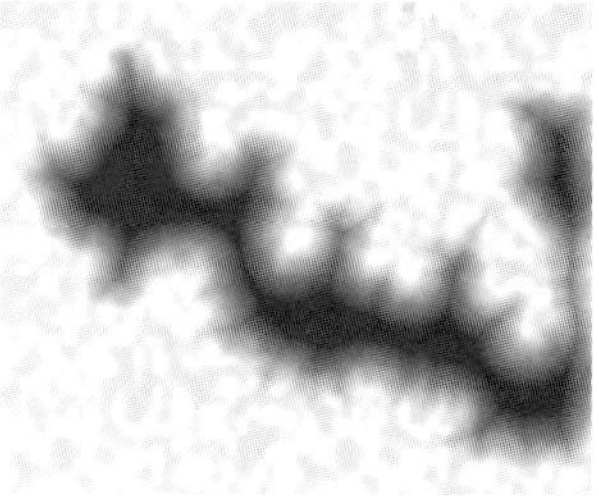

平行法　凹凸が立体的になり、奥に沈んで見えます

交差法　凹凸が立体的になり、浮き出て見えます

P20

Ligurian Sea Cetacean Sanctuary

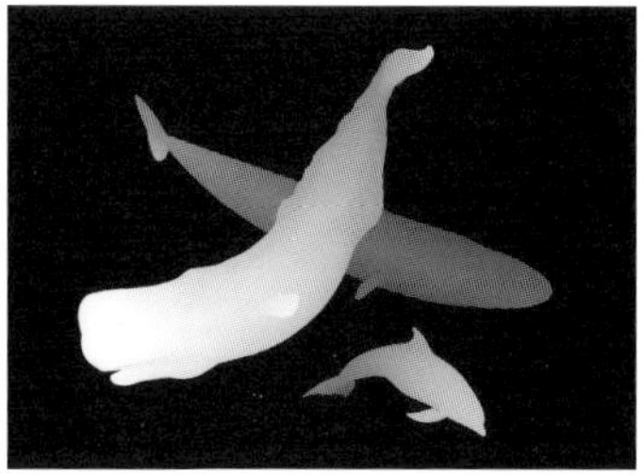

平行法　「クジラ」と「イルカ」が、手前に浮き出て見えます

交差法　平行法とは凹凸が逆に見えます

P21

Aquarium View

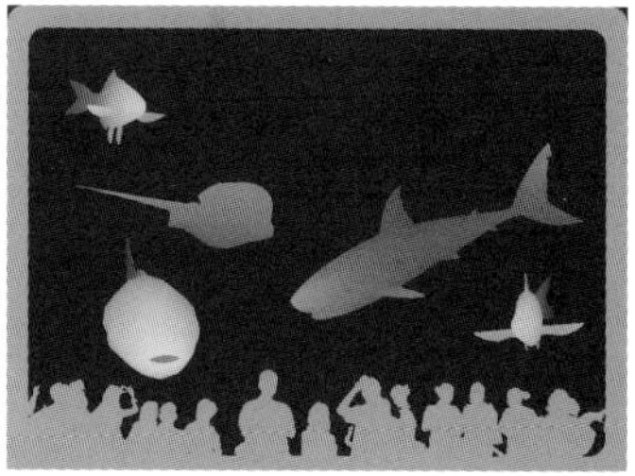

平行法　「海の生き物」が、手前に浮き出て見えます

交差法　平行法とは凹凸が逆に見えます

P22

Fish Spiral

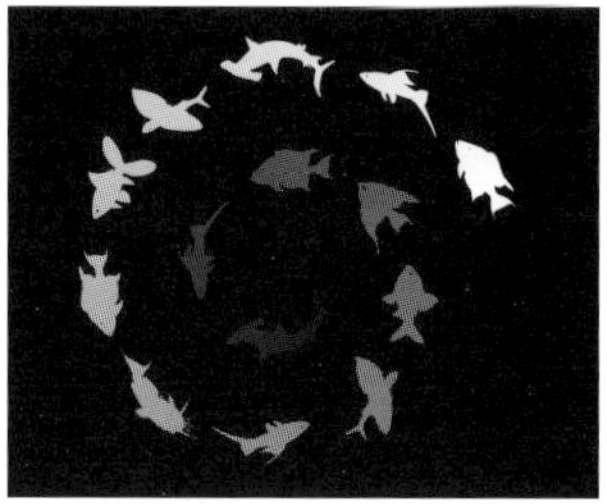

平行法　「海の生き物」が、手前に浮き出て見えます

交差法　平行法とは凹凸が逆に見えます

P23

Marine Duo

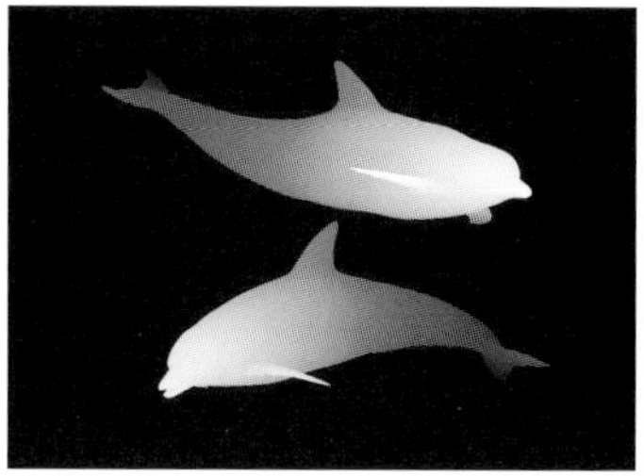

平行法　「イルカ」が2頭、手前に浮き出て見えます

交差法　平行法とは凹凸が逆に見えます

P24

Winged Victory

平行法 「羽の生えた人物」が、手前に浮き出て見えます

交差法 平行法とは凹凸が逆に見えます

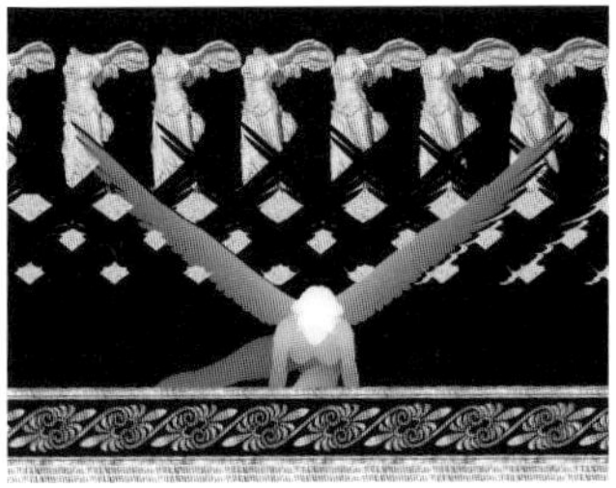

P25

Caryatids

平行法 奥行きが出て立体的になり、このような文字が浮き出て見えます

交差法 平行法とは凹凸が逆に見えます

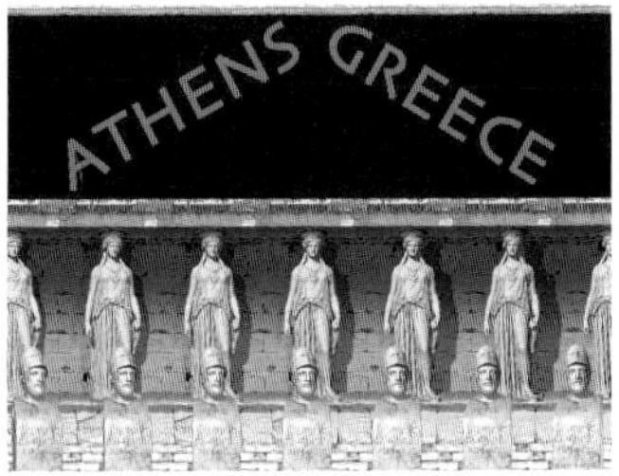

P26

Albuquerque Fountain ★

平行法 奥行きが出て、立体的に見えます

交差法 平行法とは凹凸が逆に見えます

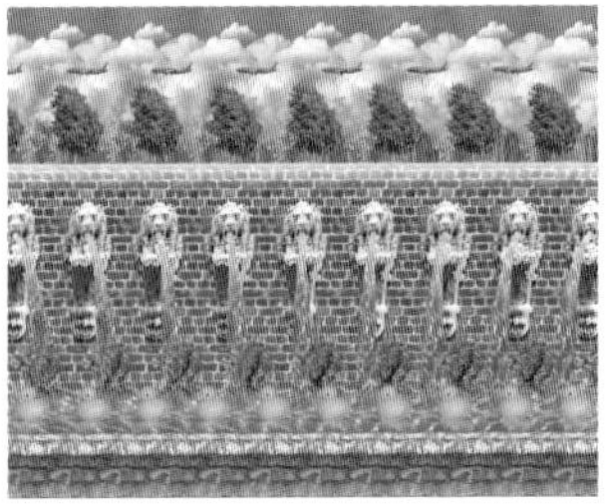

P27

Cabezon-Clouds ★

平行法 奥行きが出て、立体的に見えます

交差法 平行法とは凹凸が逆に見えます

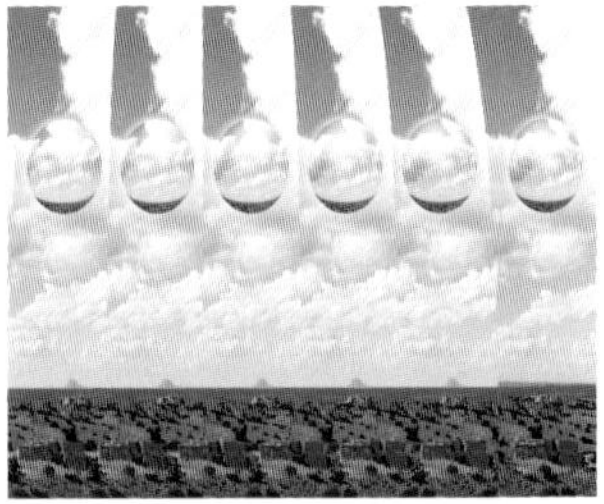

P28

3D Cephalopod

平行法 「タコ」が、手前に浮き出て見えます

交差法 平行法とは凹凸が逆に見えます

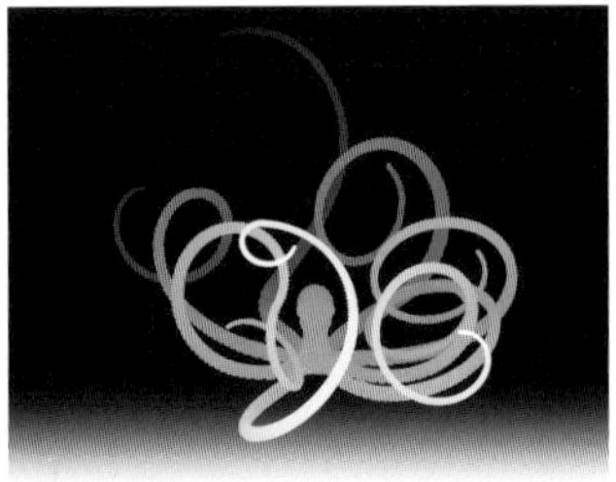

P29

Waterfalling Duckies ★

平行法 奥行きが出て、立体的に見えます

交差法 平行法とは凹凸が逆に見えます

P30

Outdoors

平行法 「小鳥」が３羽、手前に浮き出て見えます

交差法 平行法とは凹凸が逆に見えます

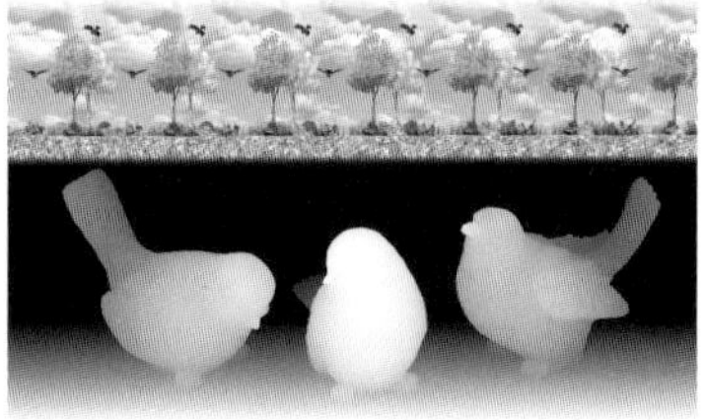

P31

Pool Bottom

平行法 奥行きが出て立体的になり、「手」が浮き出て見えます

交差法 平行法とは凹凸が逆に見えます

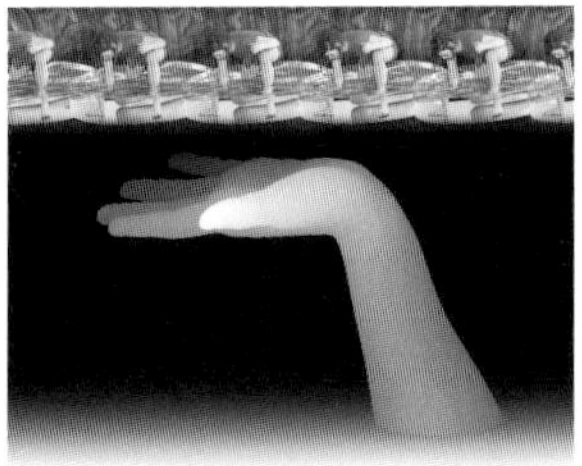

P32

Parasol G8

平行法 このような人物が、手前に浮き出て見えます

交差法 平行法とは凹凸が逆に見えます

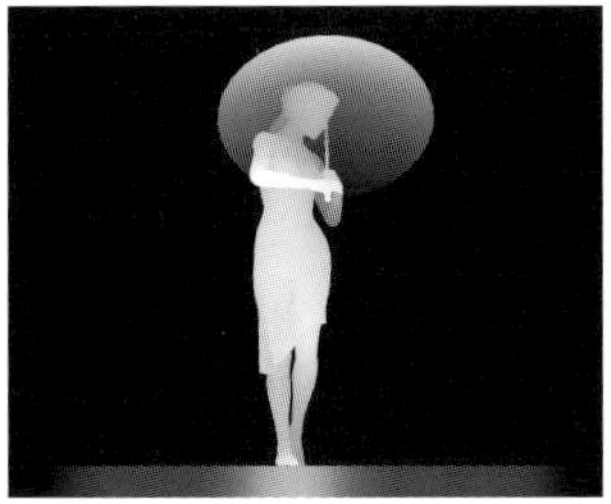

P33

Potted Pants

平行法 奥行きが出て立体的になり、このような文字が浮き出て見えます

交差法 平行法とは凹凸が逆に見えます

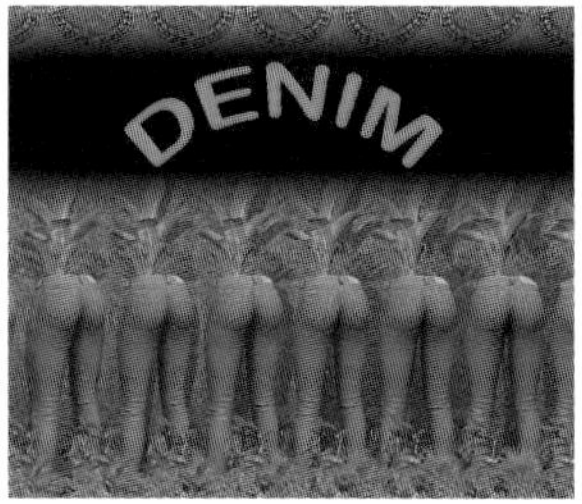

P34

3D Chapel ★

平行法 奥行きが出て、立体的に見えます

交差法 平行法とは凹凸が逆に見えます

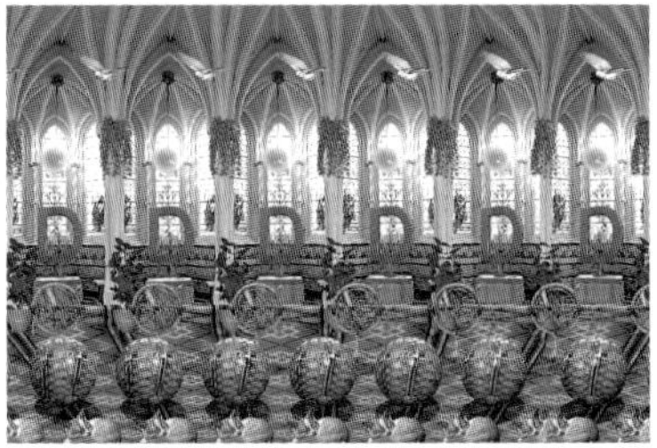

P35

Shower Falls II

平行法 奥行きが出て立体的になり、このような人物浮き出て見えます

交差法 平行法とは凹凸が逆に見えます

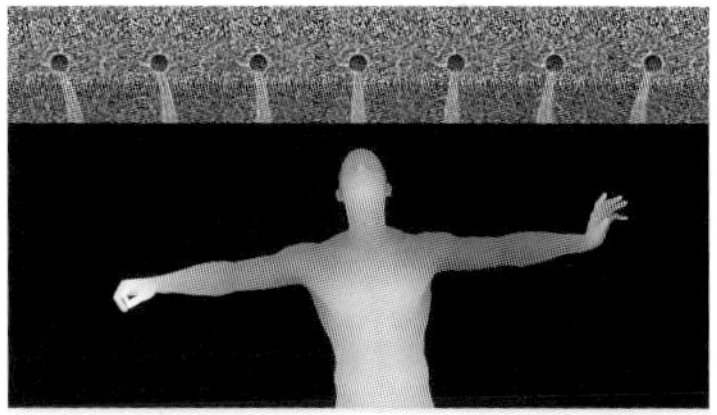

P36

Grace - Ballet

平行法 このような人物が、手前に浮き出て見えます

交差法 平行法とは凹凸が逆に見えます

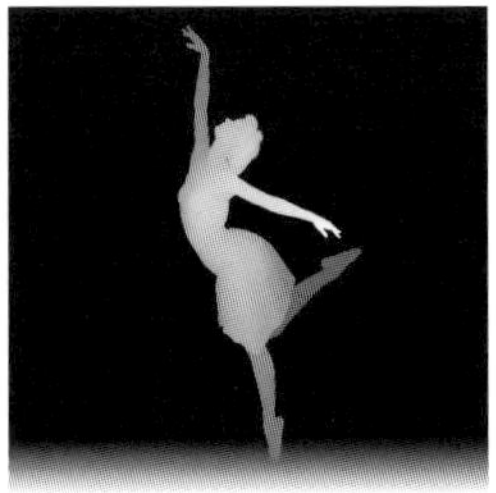

P37

Strings Attached

平行法 このような人物が、手前に浮き出て見えます

交差法 平行法とは凹凸が逆に見えます

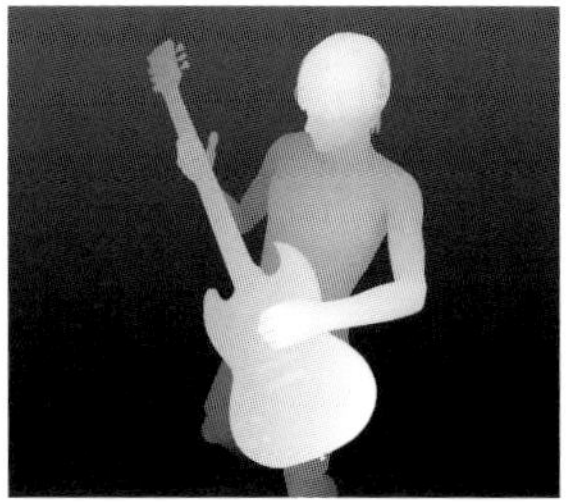

P38

World Travel ★

平行法 奥行きが出て、立体的に見えます

交差法 平行法とは凹凸が逆に見えます

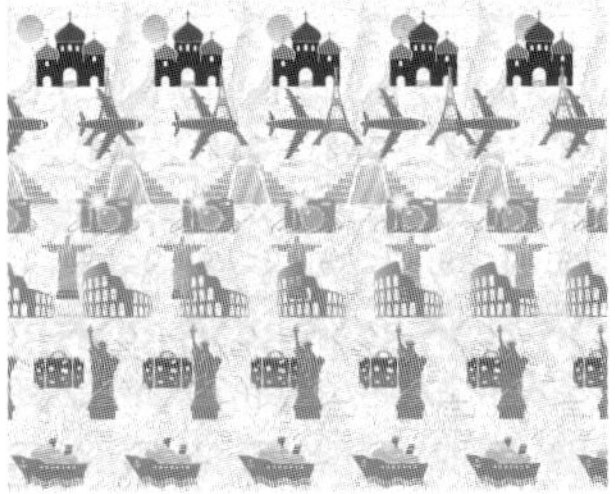

P39

Pool Reflections ★

平行法 奥行きが出て、立体的に見えます

交差法 平行法とは凹凸が逆に見えます

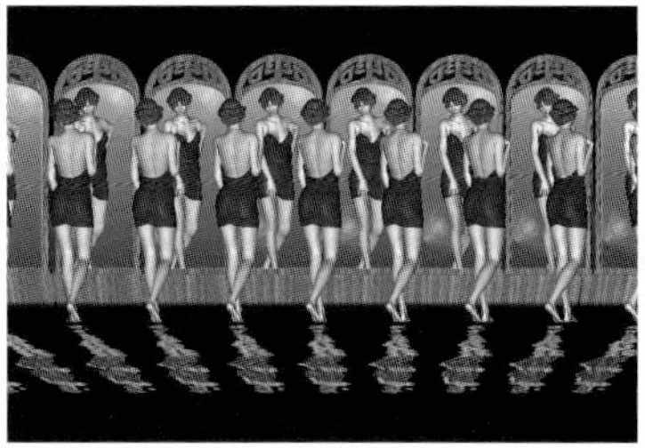

P40
Cervinae

平行法 「シカ」が、手前に浮き出て見えます

交差法 平行法とは凹凸が逆に見えます

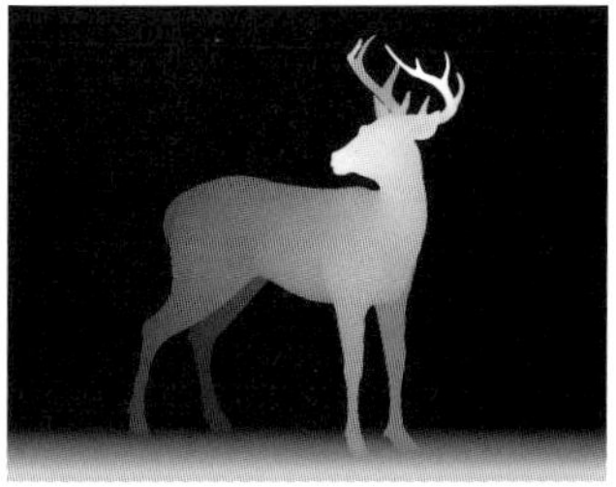

P41
One Head

平行法 「ウシ」が、手前に浮き出て見えます

交差法 平行法とは凹凸が逆に見えます

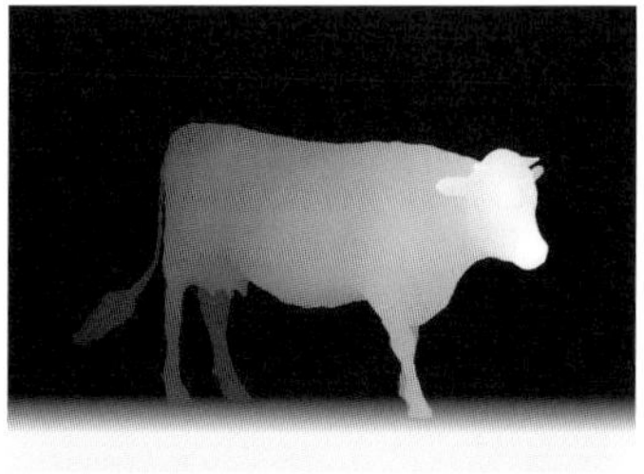

P42
Stallion

平行法 「ウマ」が、手前に浮き出て見えます

交差法 平行法とは凹凸が逆に見えます

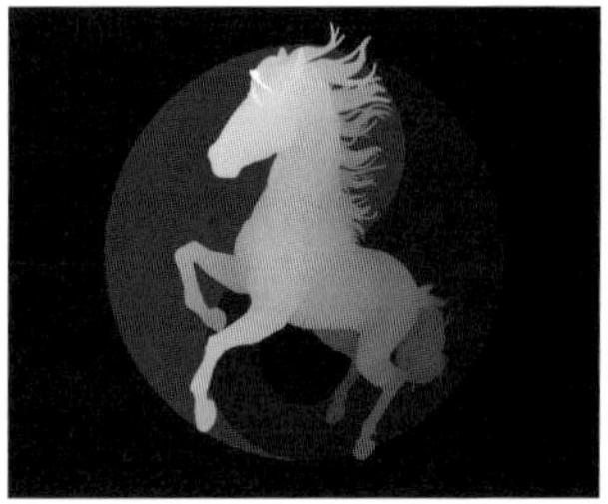

P43
Slayer

平行法 「ドラゴン」と「人」が、手前に浮き出て見えます

交差法 平行法とは凹凸が逆に見えます

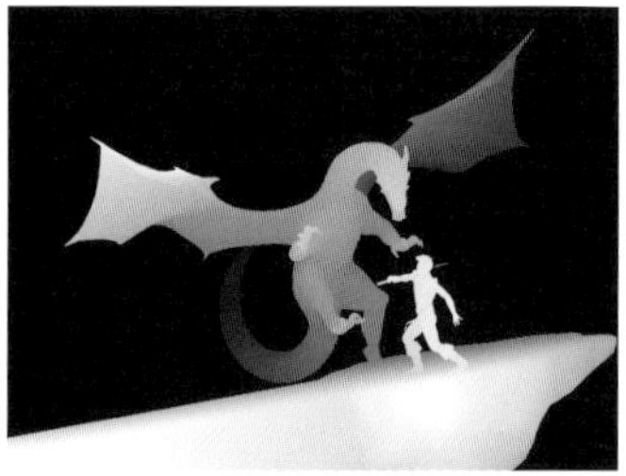

P44
Cornu aspersum

平行法 「カタツムリ」が、手前に浮き出て見えます

交差法 平行法とは凹凸が逆に見えます

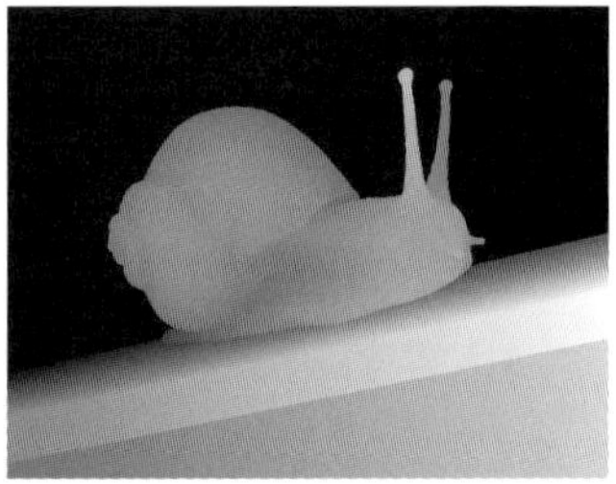

P45
Fractaled Ungulate

平行法 「サイ」が、手前に浮き出て見えます

交差法 平行法とは凹凸が逆に見えます

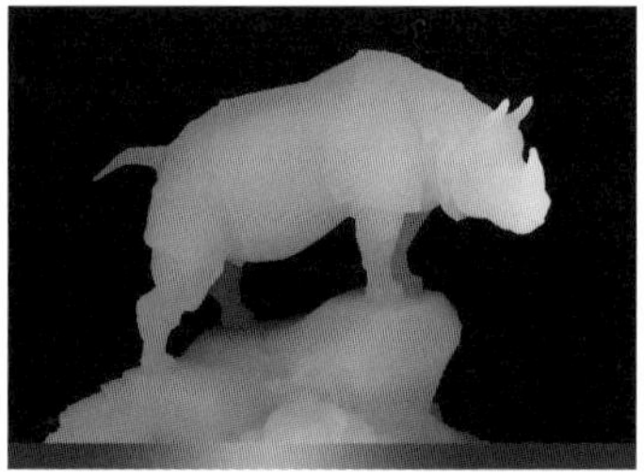

P46
Chameleon

平行法 「カメレオン」が、手前に浮き出て見えます

交差法 平行法とは凹凸が逆に見えます

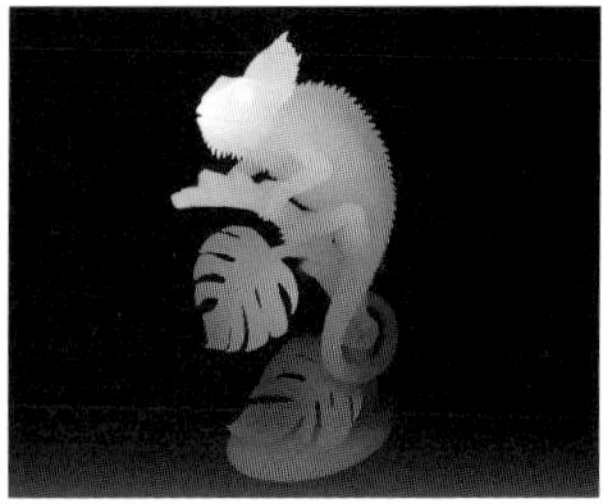

P47
Spot Looks

平行法 「ヒョウ」と「人」が、手前に浮き出て見えます

交差法 平行法とは凹凸が逆に見えます

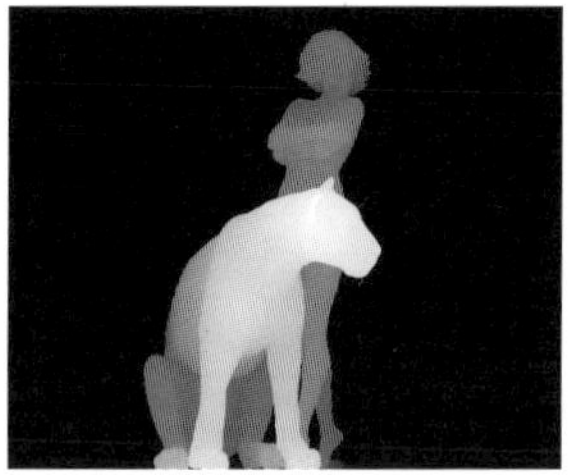

P48
Player

平行法　このような人物が、手前に浮き出て見えます

交差法　平行法とは凹凸が逆に見えます

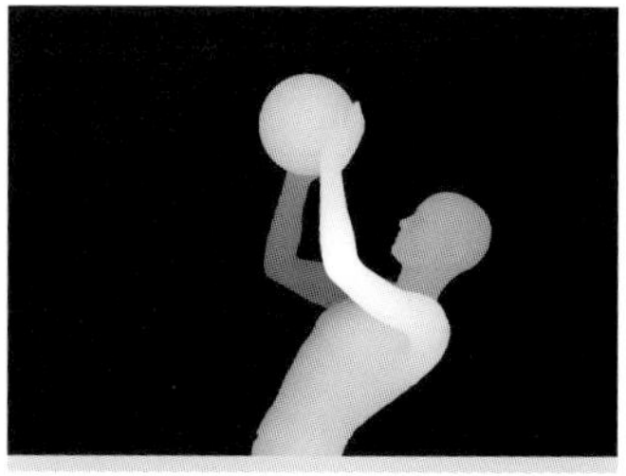

P49
Color Blind

平行法　このような文字が、手前に浮き出て見えます

交差法　平行法とは凹凸が逆に見えます

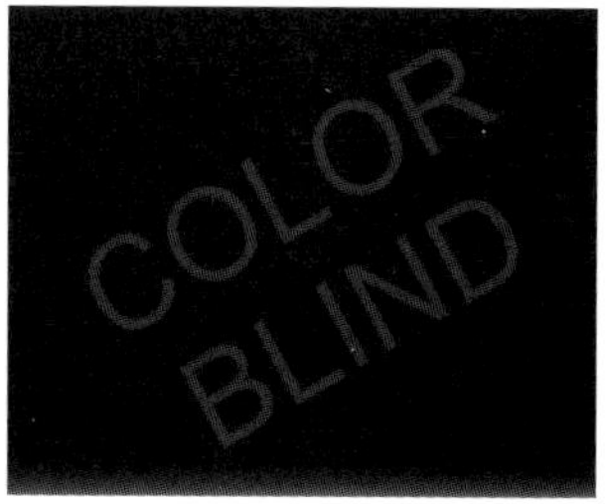

P50
Dip Ahead

平行法　凹凸が立体的になり、奥に沈んで見えます

交差法　凹凸が立体的になり、浮き出て見えます

P51
Round Hole

平行法　このような図形が、手前に浮き出て見えます

交差法　平行法とは凹凸が逆に見えます

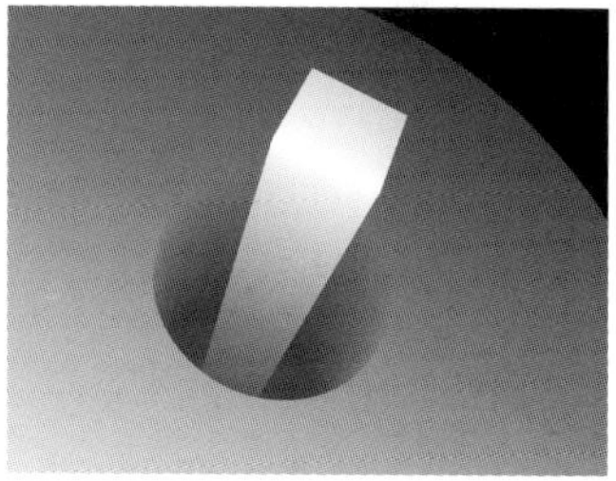

P52
Spiraling Pipes

平行法　このような図形が、手前に浮き出て見えます

交差法　平行法とは凹凸が逆に見えます

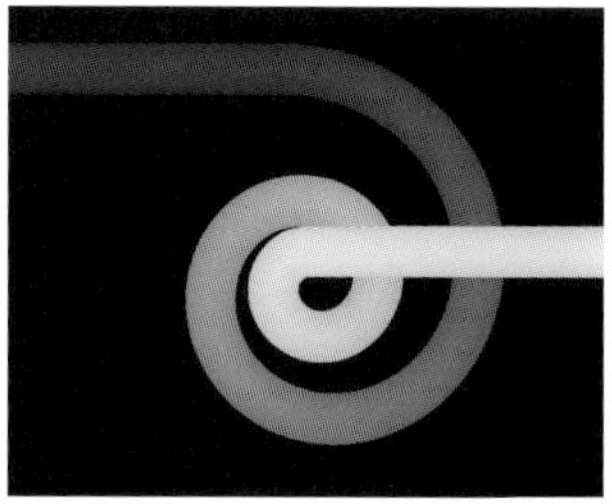

P53
Love Hideaway

平行法　このような図形が、手前に浮き出て見えます

交差法　平行法とは凹凸が逆に見えます

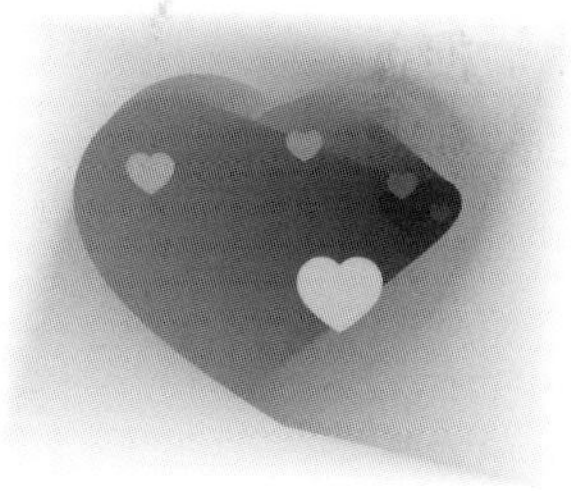

P54
Star Cutter

平行法　凹凸が立体的になり、奥に沈んで見えます

交差法　凹凸が立体的になり、浮き出て見えます

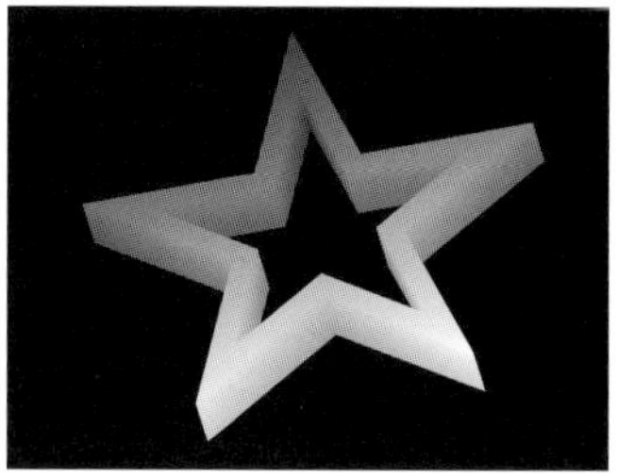

P55
Magic-Heart

平行法　このような図形が、手前に浮き出て見えます

交差法　平行法とは凹凸が逆に見えます

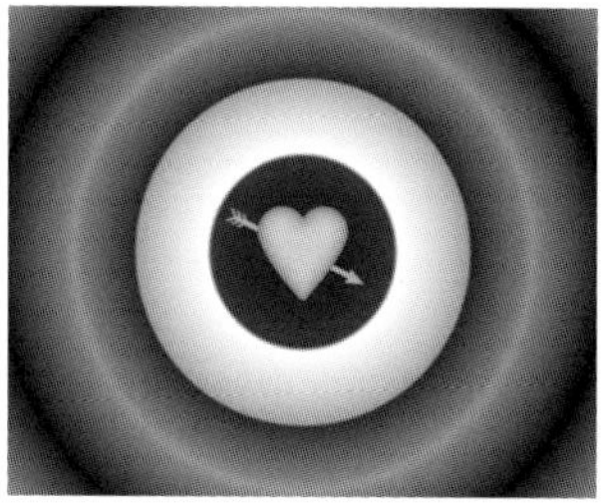

P56
Crazy Deep Spiral

平行法 凹凸が立体的になり、奥に沈んで見えます

交差法 凹凸が立体的になり、浮き出て見えます

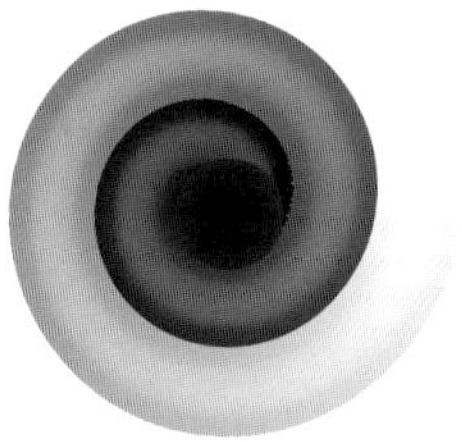

P57
Inside Out Yin & yang

平行法 このような図形が、奥に沈んで見えます

交差法 平行法とは凹凸が逆に見えます

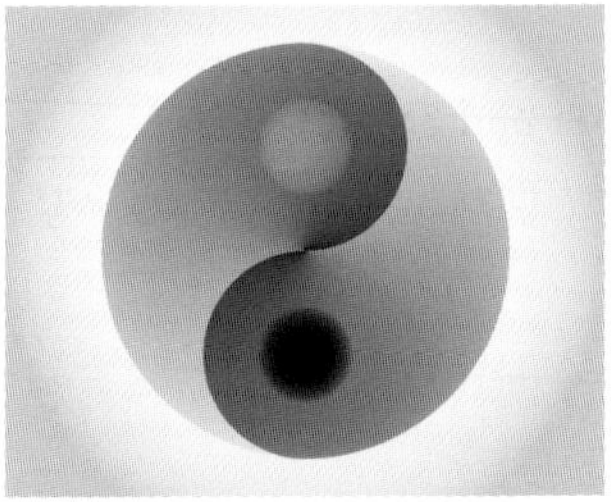

P58
Sphere Cube Triangle

平行法 このような図形が、手前に浮き出て見えます

交差法 平行法とは凹凸が逆に見えます

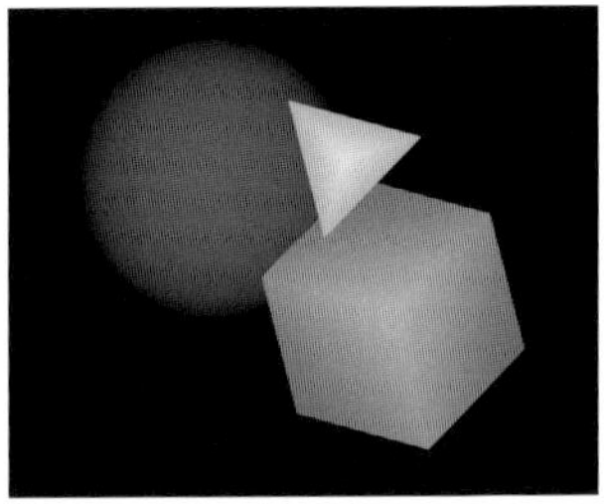

P59
Glass

平行法 このような文字が、手前に浮き出て見えます

交差法 平行法とは凹凸が逆に見えます

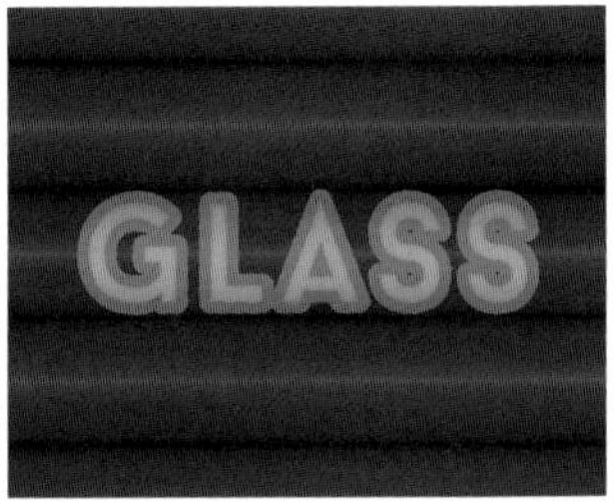

P60
Star Dance

平行法 このような図形が、手前に浮き出て見えます

交差法 平行法とは凹凸が逆に見えます

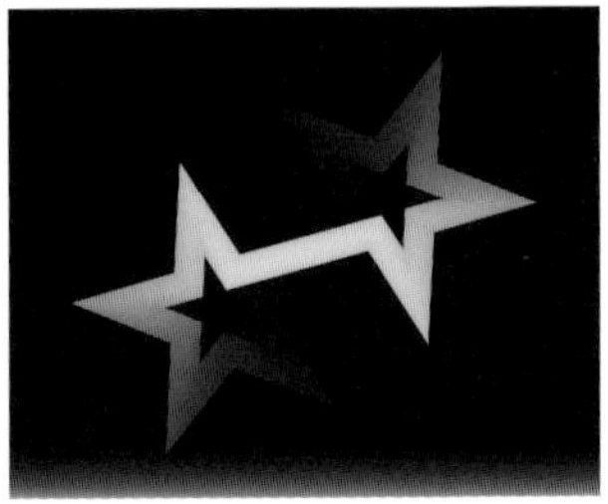

P61
Spinner

平行法 このような図形が、手前に浮き出て見えます

交差法 平行法とは凹凸が逆に見えます

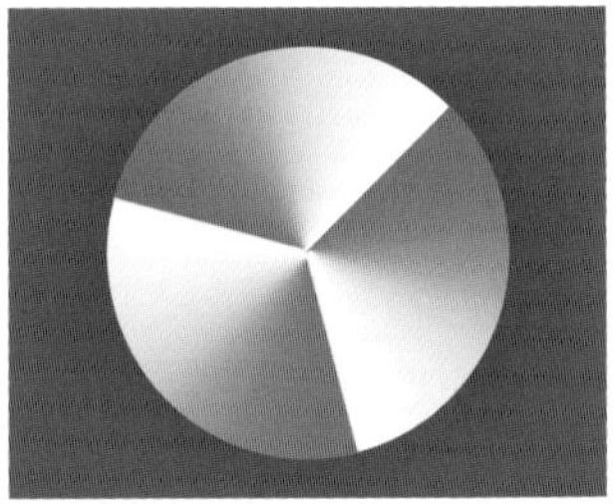

P62
Peaceful Fantasy

平行法 このような図形が、手前に浮き出て見えます

交差法 平行法とは凹凸が逆に見えます

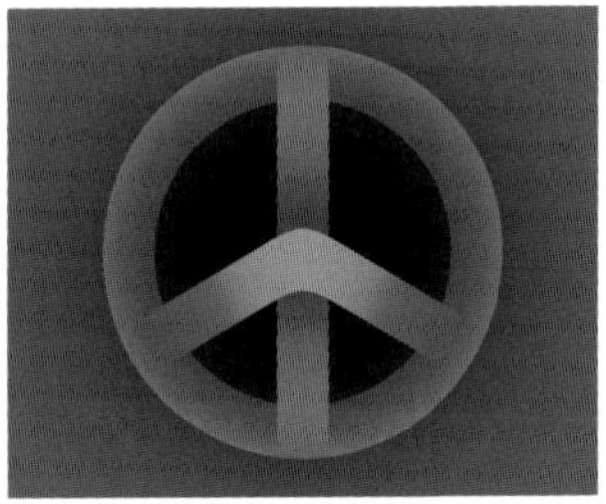

P63
Sharingan Eye Shisui

平行法 このような図形が、手前に浮き出て見えます

交差法 平行法とは凹凸が逆に見えます

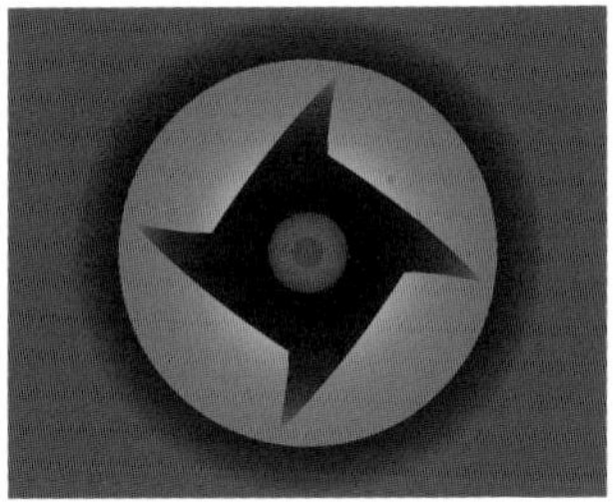

P64

Pyramid and Sphere

平行法　凹凸が立体的になり、浮き出て見えます

交差法　凹凸が立体的になり、奥に沈んで見えます

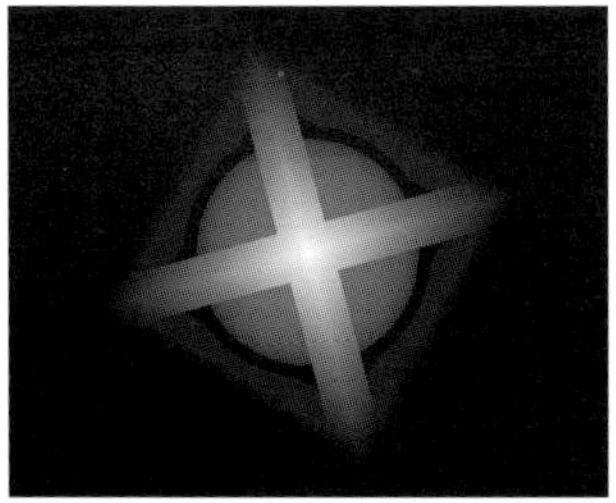

P65

Yin & yang Pizza

平行法　このような図形が、手前に浮き出て見えます

交差法　平行法とは凹凸が逆に見えます

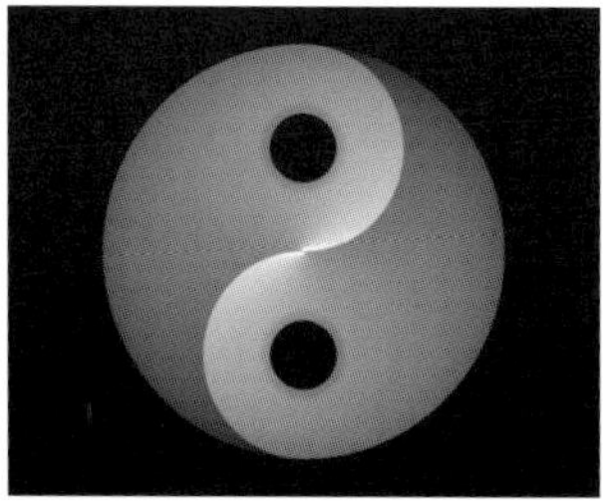

P66

4 Loop Celtic Knot

平行法　このような図形が、手前に浮き出て見えます

交差法　平行法とは凹凸が逆に見えます

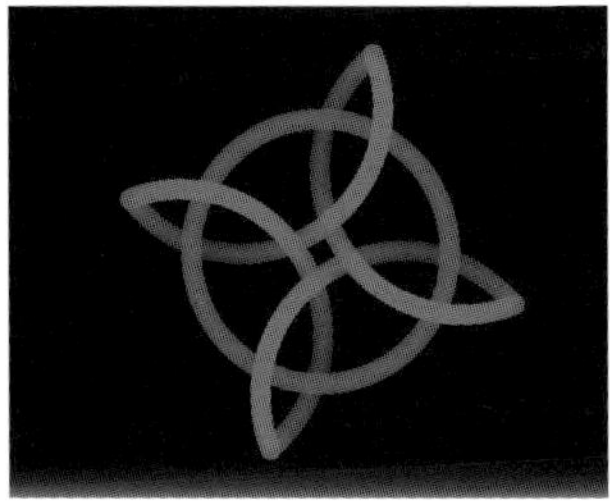

P67

Four Hearts

平行法　このような図形が、手前に浮き出て見えます

交差法　平行法とは凹凸が逆に見えます

P68

Egyptian Mystery

平行法　このような図形が、手前に浮き出て見えます

交差法　平行法とは凹凸が逆に見えます

P69

Turn to the Right

平行法　凹凸が立体的になり、奥に沈んで見えます

交差法　凹凸が立体的になり、浮き出て見えます

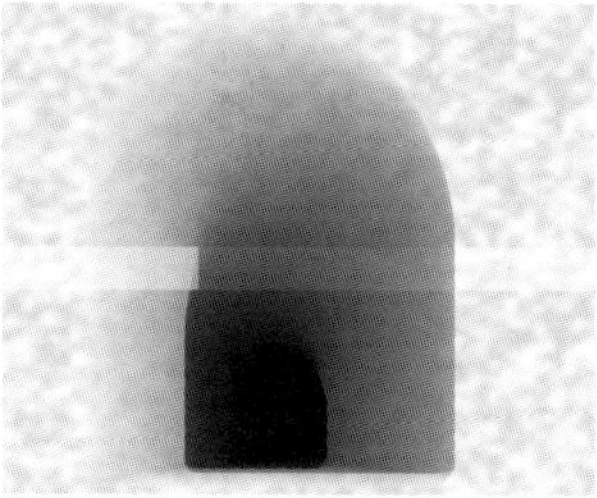

05 「マジカル・アイ」Q&A

『どんどん目が良くなるマジカル・アイ』シリーズに寄せられた反響の中から、
読者の方々が特に疑問に思われていることにお答えします。

Q1

近視には、平行法と交差法、どちらでトレーニングしたらいいですか？

A 昔から近視に良いとされている方法に「遠くを見る」というものがあります。「マジカル・アイ」を「平行法」で見るのは、この「遠くを見る」ことと同じ効果があるため、近視の方は「平行法」で見るようにしてください。近視のように、遠いものに焦点が合わせづらくなっている目のまわりの筋肉を、「マジカル・アイ」で遊びながら解きほぐすことにより、低下した視力をアップする手助けができるのです。

より効果的なトレーニングをめざす方は、1つの「マジカル・アイ」を「平行法」と「交差法」で交互に見るようにしてください。

Q2

1日3分のトレーニングとは、1つの絵を3分間見続ければ良いのでしょうか？

A 1つの絵を見続けるのではなく、複数の絵を見ることをお薦めします。掲載されている絵はそれぞれ異なる奥行きで作られているため、複数の絵を見ることでより高いトレーニング効果が得られるからです。

また見る時間については、個人差があり一概にはいえませんが、2分程度見続けただけで目や頭が痛くなる人もいますので、無理は禁物です。絶対に3分間見続けなくてはいけない、というきまりもありませんので、3分に満たない場合でも不調や違和感を感じたら、すみやかにやめて目を休ませてください。同様に、毎日行う必要もありません。体調に合わせて、無理のない範囲で行ってください。

「マジカル・アイ」は、回数や時間を増やせば効果があがるものではありません。あくまで目のまわりの筋肉を解きほぐしリラックスさせるために行うもの、ということをお忘れなく。

Q3

老眼や乱視の視力回復にも効果がありますか？

A 老眼は目のピント調節機能が衰え、ある一定の距離にしか目の焦点が合わなくなる状態です。通常多いのは近くが見えづらくなる症状で、これは「平行法」でトレーニングを行っても視力回復には結びつきません。「交差法」で見るようにしてください。

また乱視は、角膜の歪みによって起こるものですが、この歪み自体は多くの人がもっている症状で、通常は特に問題とされません。乱視が問題となってくるのは、視力が低下するにつれ、乱視が目立ってきたときです。

「マジカル・アイ」で乱視が治ることはありません。しかし「マジカル・アイ」を行うことで、視力の安定や目の疲労回復などに効果が望めるため、結果、乱視が目立たなくなるというわけなのです。

Q4

トレーニングは朝と夜、どちらが効果的ですか？

A 裸眼視力は一日中変化しています。朝、起きたときと、夜、眠る前を比べると夜のほうが、テレビを見る前と後では見た後のほうが、視力は落ちています。視力が落ちるということは、それだけ目が疲れているということです。

目が疲れているときに、「マジカル・アイ」を見るとリラックス効果は望めますが、視力回復が目的ならば、目が疲れていない良い状態のときに行うほうが効果的でしょう。では、一番良い状態＝裸眼視力が最も良いときはいつか？というと、朝起きて眠気が覚めたときになります。たとえば朝食後の3分間などが、視力回復のトレーニング時間としてお薦めです。

※「マジカル・アイ」は、右目と左目のズレを利用しているイラストです。
隻眼では見られませんのでご了承ください。

Q5

「マジカル・アイ」をするとき、コンタクトレンズやメガネは、外したほうが良いのでしょうか？

A 「マジカル・アイ」は普通に生活している状態でトレーニングすることに意味があります。そのため、コンタクトレンズやメガネを外して、裸眼で見る必要はありません。通常、コンタクトレンズやメガネを使用している方は、そのままの状態で「マジカル・アイ」を楽しんでください。

ただし、遠近両用レンズなどを使用していると「マジカル・アイ」が見えづらい場合もあります。そういったときは、メガネを外して試してみてください。そうすることで見えやすくなる場合もあります。

Q6

見るたびにちがう図形が見えたり、いくつも重なって見えたりします。どうしてでしょう？

A 「マジカル・アイ」の見方が安定していない可能性があります。本書の巻末にまとめられた解答のような図形が見えず、「図形が1つ多い」「もっと複雑な図形に見える」といった方の場合、「マジカル・アイ」を見ている間の焦点が安定していなかったり、「交差法」であれば目の寄せ方が強すぎたり、「平行法」であれば目と「マジカル・アイ」の距離が適正でない、などのケースが考えられます。

焦点が定まるまでもう少し見続けてみたり、さまざまな目の寄せ方や、距離を試してみることをお薦めします。また、「マジカル・アイ」上部につけられた補助点が3つになるまで待ってから、「マジカル・アイ」を見るようにすると、このようなことは起こりにくくなります。うまくいかなくてもあきらめないで、再度トライしてみてください。そうするうちにきっと自分に丁度いいやり方がわかってくるはずです。

ただ視点のズレ具合には個人差があります。必ずしも解答どおりに見えなくても、トライしているだけで、目のまわりの筋肉をリラックスさせる、という効果は発揮されています。見えたほうが楽しいのはもちろんですが、正解かどうか、ということはあまり気にせずに楽しんでください。必要以上に力んでしまうと、せっかくの効果を減少させてしまいます。

Q7

白内障や緑内障にも、効果がありますか？

A あくまで「マジカル・アイ」は目のまわりの筋肉をリラックスさせるトレーニングであり、治療効果が望めるものではありません。白内障や緑内障などの目に疾患をお持ちの方は、担当医師の指示に従い所定の治療を続けてください。また両目の視力差が大きい方の場合、裸眼でも見えますが、メガネなどを使用した矯正視力で見るほうがお薦めです。斜視の方は症状を悪化させる場合がありますので、あまりお薦めできません。

Q8

人によって凹凸が逆に見えるようなのですが、どうしてでしょうか？

A 凹凸が逆に見える理由を簡単にいうと、「平行法」で見ているか、「交差法」で見ているかのちがいです。4ページや9ページの説明にもあるとおり、「マジカル・アイ」を「平行法」で見た場合、図形は「マジカル・アイ」本体より手前に浮き上がって見えますが、同じ「マジカル・アイ」でも「交差法」で見ると、本体より奥に沈んで見えます。

このように、どの方法で見るかによって、見えてくる図形は変わってきます。今まで図形が浮かんで見えていた人は「交差法」を、沈んで見えていた人は「平行法」を試してみてください。

Q9

すべて見えるようになりましたが、このまま同じ「マジカル・アイ」を見続けて、トレーニングになるのでしょうか？

A 「マジカル・アイ」の目的は、絵の中の答えを探すことではありません。立体視を行うことにより、視力アップを図ることにあります。この「マジカル・アイ」がもつ視力アップ効果は、一度見えたからといって薄れるものではありませんので、安心して今までどおりトレーニングを続けてください。またもっと効果的なトレーニング方法としては、「マジカル・アイ」の細部をすみずみまでじっくり眺めたり、「マジカル・アイ」を遠ざけたり、近づけたりする方法もあります。

横とじで大きい!

どんどん目が良くなる マジカル・アイ

2023年9月27日 第1刷発行

監　修　徳永貴久

発行人　蓮見清一

発行所　株式会社 宝島社
〒102-8388　東京都千代田区一番町25番地
電話・営業 03(3234)4621／編集 03(3239)0599
https://tkj.jp

印刷・製本　中央精版印刷株式会社

ISBN 978-4-299-04667-3

PROFILE

ARTIST

ジーン・レビーン Gene Levine

1949年、米カリフォルニア州ロサンゼルス生まれ。ステレオグラムアーティスト。広告デザイン、写真、セラミックス、彫刻、書道などのアートをさまざまな学校で学ぶ。
作品やエッセイは多数の出版物で紹介され、油絵では個展も開く。現在は、デジタルフォト、デジタルイメージ処理、Webデザイン等を仕事とするかたわら、ステレオグラムでのアニメーション制作に没頭し、新作を発表している。
http://www.colorstereo.com

ゲイリー・プリースター Gary Priester

1942年、米カリフォルニア州ロサンゼルス生まれ。1967年にアート・センター・カレッジ・オブ・デザイン（広告デザイン専攻）卒業。米西海岸を中心に大手広告代理店などに勤務。夫人とグラフィックデザインの会社を設立するなど広告業界での実績は30年以上。現在は、雑誌への寄稿、Webサイトのコンテンツ制作が主な仕事。
https://eyetricks-3d-stereograms.com

ADVISER

深谷 宏 Fukaya Hiroshi

1957年、茨城県生まれ。「スタジオB.T.」主宰。工業デザイナーとしての活動のかたわら、立体視の研究を行う。独自の観点から発案した立体写真撮影用フレームや立体視ビューアーを制作。「マジカル・アイ」シリーズ（宝島社）の立体視に関するアドバイザーを長年務める。東京都写真美術館での映像工夫館作品展「3D LAB.」にも協力。月刊『写真工業』（写真工業出版社）にて、「カメラを楽しむ工夫」を連載（終了）。

SUPERVISOR

徳永貴久 Tokunaga Takahisa

1959年、長崎市生まれ。大学卒業後、外資系医薬品会社勤務を経て視力回復の研究と指導に専心。その後、長崎綜合療術院の院長として活躍。著書に『視力回復　アイマスクで眼がグングンよくなる』（二見書房）、監修書に「マジカル・アイ」シリーズ（宝島社）等、多数。